Dr. med. Eberhard Wormer

So lindern Sie wirksam
Schuppenflechte

MIDENA

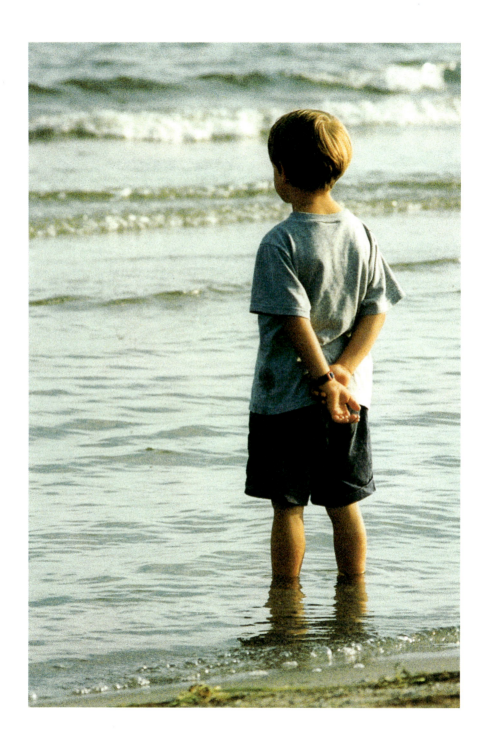

Dr. med. Eberhard Wormer

So lindern Sie wirksam
Schuppenflechte

Alles über Ursachen und Therapie

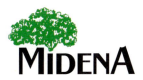

Inhalt

8 **Vorwort**

10 ## Was ist Schuppenflechte?

14 **Schützende Hülle Haut**
15 Hauttypen
17 Checkliste Hauttyp

16 **Strukturen der Haut**
19 Oberhaut – Epidermis
21 Lederhaut – Korium
22 Unterhaut – Subkutis

22 **Hautanhangsorgane**
22 Hautdrüsen
23 Haare
24 Nägel

Die UV-B-Strahlung dringt durch die Oberhaut und beeinflusst Zellwachstum sowie Zellstoffwechsel in den Entstehungsbereichen der Psoriasisherde.

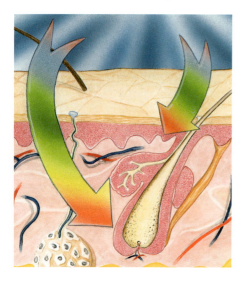

25 **Lebenszyklus der Psoriasishautzelle**

26 **Erkennungszeichen der Schuppenflechte**
26 »Kerzenwachszeichen«
26 Das »letzte Häutchen«
27 Auspitz-Zeichen

28 **Erscheinungsformen der Schuppenflechte**
28 Gewöhnliche Schuppenflechte
32 Pustelförmige Schuppenflechte
34 Psoriatische Rothäutigkeit

Inhalt

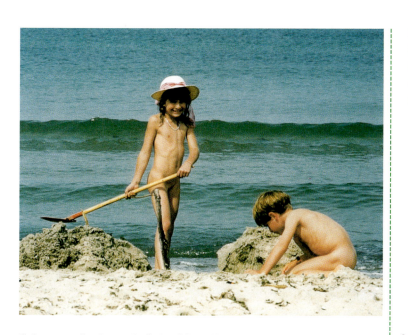

Die Heilkraft der Sonne schätzen viele Menschen, die unter Schuppenflechte leiden.

Schuppenflechte mit Gelenkbeteiligung	*35*
Schuppenflechte an den Nägeln	*37*
Schuppenflechte am Kopf	*38*
Schuppenflechte an anderen Hautpartien	*40*
Schuppenflechte und Schwangerschaft	*42*

Was ist die Ursache der Schuppenflechte? *44*

Gene und Veranlagung?	*44*
Fehler im Immunsystem?	*46*
Nebenwirkung von Nahrungsmitteln?	*47*

Auslöser der Schuppenflechte *49*

Mechanischer Hautreiz	*49*
Infektionskrankheiten	*50*
Psyche und Stress	*51*
Arzneimittel und Alkohol	*52*
Klima und Sonnenlicht	*54*

Inhalt

54 **Leben mit der Schuppenflechte**
55 Was tut mir gut, was schadet mir?
55 Strategien gegen Stress
56 Hautkontakte
58 Beziehungen
59 Berufswahl und Beruf
60 Schuppenflechte bei Kindern

62 **Therapieformen der Schuppenflechte**

66 **Medizinische Therapie**
66 Äußerliche Behandlung
79 Licht und Strahlung
87 Innere Behandlung

90 **Alternative Therapie**
91 Die Ernährung
97 Nahrungsergänzung
100 Klimatherapie

Bei schweren Fällen von Psoriasis muss zur innerlichen Behandlung auf Medikamente und Spritzen zurückgegriffen werden.

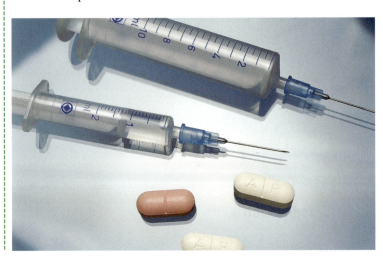

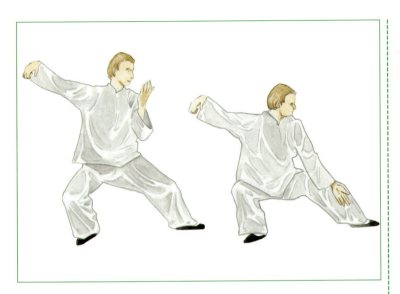

Tai-Chi – die traditionelle chinesische Variante aktiver Meditation sorgt für körperlich-geistige Entspannung.

Psyche und Emotion	*108*
Wege zur Entspannung	*109*

Ganzheitliche Therapien | *118*
Homöopathie	*118*
Akupunktur	*120*
Akupressur	*123*
Pflanzenheilkunde	*124*
Reflextherapie	*127*

Kur und Rehabilitation | *128*

Glossar	*132*
Adressen	*136*
Über dieses Buch	*141*
Register	*142*

Vorwort

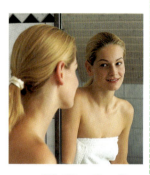

Die Haut ist die »Visitenkarte« eines Menschen. Eine Hauterkrankung beeinträchtigt nicht nur das Erscheinungsbild, sondern auch das Selbstwertgefühl des Betroffenen.

Die Chancen, eine Schuppenflechte unter Kontrolle zu bekommen, sind noch nie so gut gewesen wie heute. Dieses Buch vermittelt das erforderliche Wissen dafür.

Die Schuppenflechte ist eine gutartige Hauterkrankung mit vielen Gesichtern. Die Krankheit spielt sich sichtbar auf der Hautoberfläche ab und kann zu großer seelischer Belastung führen. Sie kann in jedem Lebensalter und in unterschiedlichsten Formen auftreten – von wenigen roten Flecken auf Armen oder Beinen bis zu einer fast den ganzen Körper überziehenden Schuppung kann die Haut befallen sein. Schuppenflechte oder Psoriasis sind allgemein bekannte Begriffe für eine chronische, das heißt lebensbegleitende Hauterkrankung, deren Kommen und Gehen unberechenbar ist.

Da die Haut eine Art Visitenkarte ist, die wir anderen präsentieren, können Hauterkrankungen wie die Schuppenflechte das Leben in der menschlichen Gemeinschaft, im persönlichen wie beruflichen Umfeld, empfindlich stören. Scham und Depression entstehen, Freizeitaktivitäten oder Beziehungen und Partnerschaften können schwer beeinträchtigt sein; der Weg zu sinkendem Selbstwertgefühl, Selbstvertrauen und Selbstbewusstsein scheint vorprogrammiert. Doch sind die Chancen, diese Hautkrankheit unter Kontrolle zu bekommen, noch nie so gut gewesen wie heute.

Dieses Buch soll helfen, sich zum Experten für die eigene Krankheit auszubilden. Es soll Sie mit den wichtigsten Informationen zur Schuppenflechte, mit neuen Erkenntnissen der Wissenschaft und mit Erfolg versprechenden Therapieverfahren bekannt machen – medizinisch-wissenschaftlichen ebenso wie alternativen Behandlungsangeboten.

Es bietet Ihnen Tips und Hilfen zur Selbsthilfe sowie Angebote zu Kontakten mit anderen Betroffenen. Es soll Sie unterstützen, den Arzt oder Therapeuten Ihres Vertrauens auszu-

Grundlegende Aspekte

wählen und sein Therapiekonzept zu verstehen, und es will Ihnen zeigen, wie aktives Engagement für Ihre Gesundheit zu einem weitgehend beschwerdefreien Leben führt. Welche Therapie Sie auch wählen, vergessen Sie nie folgende Aspekte:

✳ Die Psoriasis zeigt ein sehr individuelles Krankheitsbild: Bei manchen wirkt eine bestimmte Therapie, bei anderen nicht. Wenn eine Therapie bei Ihnen versagt, lassen Sie sich nicht entmutigen, probieren Sie eine andere aus.

✳ Beginnen Sie jeden Therapieversuch mit einer positiven Grundhaltung: Das erhöht die Erfolgsaussichten jeder Behandlung. Sie werden sehen, dass ihre Gesundheit oder sogar Ihre Lebensqualität als Ganzes davon profitieren wird.

Dieses Buch wendet sich vor allem an Psoriasispatienten. Aber auch Angehörigen, Freunden, Arbeitskollegen und Vorgesetzten können diese Informationen helfen, Vorurteile abzubauen, ein größeres Verständnis für die Probleme der Betroffenen aufzubringen und eine bessere Lebensqualität in menschlicher Gemeinschaft zu erreichen.

Dr. med. Eberhard J. Wormer

Eine positive Grundhaltung ist die wichtigste Voraussetzung für den Therapieerfolg. Lassen Sie sich durch erste Rückschläge nicht gleich entmutigen.

Ein Kuraufenthalt am Toten Meer hilft bei der Linderung der Beschwerden besonders gut. Danach können die lästigen Hauterscheinungen für längere Zeit unsichtbar bleiben.

Was ist Schuppenflechte?

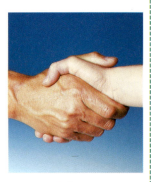

Aufeinander zugehen – das gilt auch für die Begegnung mit Psoriasispatienten. Die Krankheit ist gutartig und nicht ansteckend.

> Wenn sich Menschen das erste Mal begegnen, entscheidet oft der erste Eindruck über Sympathie oder Ablehnung des anderen: Manche Menschen achten zuerst auf die Augen, andere auf die Stimme, die Hände oder die Figur. Was vielfach unterschätzt wird, sind Erscheinungsform oder Beschaffenheit der Haut. Wer an Schuppenflechte leidet, weiß nur zu gut, dass die Haut das wichtigste Medium zwischen unserem Selbst und der äußeren Welt ist.

Reine, rosige, glänzende Haut wirkt attraktiv auf andere und gilt als Zeichen von Gesundheit und Erfolg. Hautunreinheiten, Ekzeme oder Hautausschläge können tiefverwurzelte Ängste vor Krankheit und Infektion aktivieren. Viele tausend Jahre lang wurden Menschen mit sichtbaren krankhaften Hautveränderungen aus der Gemeinschaft ausgestoßen oder gemieden. Diese Vorurteile und die Angst vor Ansteckung, bei Psoriasis unbegründet, haben bis in die jüngste Zeit überlebt.

Eine lange Leidensgeschichte

Viele Anzeichen deuten darauf hin, dass die Erkrankungshäufigkeit an Schuppenflechte in letzter Zeit zugenommen hat.

Die Schuppenflechte (Psoriasis) ist keine neuzeitliche Zivilisationskrankheit. Hinweise auf diese Erkrankung lassen sich schon in frühen medizinischen Aufzeichnungen nachweisen. Möglicherweise hat jedoch die Häufigkeit der Psoriasis in jüngster Zeit zugenommen.

Der Begriff Psoriasis bezieht sich auf das griechische Wort »psora«, ein Ausdruck für Krätze, mit dem der griechische Arzt

Krankheitsbild der Psoriasis

Hippokrates vor über 2000 Jahren schuppige Hautveränderungen kennzeichnete. Krätze, Lepra und Hautveränderungen durch ansteckende Geschlechtskrankheiten wurden lange Zeit nicht als eigenständige Krankheitsbilder betrachtet. Man benutzte diese Bezeichnungen für alle möglichen Hauterkrankungen. Eine einheitliche Vorstellung vom Krankheitsbild der Psoriasis entwickelte sich erst im letzten Jahrhundert. Obwohl die Schuppenflechte nicht ansteckend ist, werden noch heute an dieser Krankheit leidende Menschen häufig gemieden oder gar wie Aussätzige behandelt.

Der volkstümliche Begriff Schuppenflechte beschreibt anschaulich die charakteristischen schuppigen Hautveränderungen, die bei dieser Krankheit auftreten und sich einer Flechte ähnlich – als Flechten gelten in der Botanik niedere Pflanzen – unter der Haut ausbreiten.

Das Krankheitsbild der Psoriasis: Wie Flechten breiten sich die schuppigen Hautmale über einen größeren Bereich der Körperoberfläche aus. Wenn die Rötung nachlässt, bleiben weiße, depigmentierte Flecken zurück.

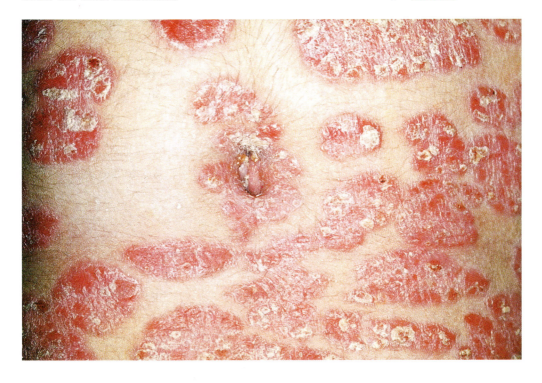

Was ist Schuppenflechte?

In vielen alten Schriften und Aufzeichnungen der abendländischen, indischen und chinesischen Medizin finden sich Beschreibungen von Krankheitsbildern oder Therapievorschläge, die auf die Schuppenflechte hinweisen. Insbesondere aus Krankengeschichten des Hippokrates kann man Erscheinungsformen der Psoriasis erkennen: beginnende Hautrötung, Schuppenbildung, gelegentlich auftretende Pusteln, spätere Abblassung der Rötung und Entfärbung (Depigmentierung) der Haut nach Rückbildung des Psoriasisherdes.

Ursachen der Psoriasis

Die Ursachen der Hautfunktionsstörung, welche offensichtlich die Schuppenflechte auslöst, sind bis heute nicht eindeutig erkannt. Es handelt sich dabei um eine deutlich erhöhte Geschwindigkeit der Hautzellenproduktion, wobei die einzelnen Hautzellen nur ungenügend ausreifen.

Die Schuppenflechte wird durch eine Funktionsstörung des Hautorgans verursacht, deren Hintergründe bislang unbekannt sind. Bei Psoriasis ist die Geschwindigkeit, mit der Hautzellen produziert werden, abnorm erhöht beziehungsweise bis zu achtfach gesteigert und die Reifezeit der Hautzellen stark verkürzt. Hautzellen gelangen dann zu schnell von den tieferen Hautschichten an die Hautoberfläche. Die erhöhte Zellproduktion führt zu den charakteristischen Zeichen und Beschwerden dieser Erkrankung. Scharf begrenzte, gerötete und schuppende Herde können grundsätzlich am ganzen Körper entstehen. Am häufigsten zeigen sich die Hauterscheinungen der gewöhnlichen Schuppenflechte (Psoriasis vulgaris) jedoch an den Streckseiten des Körpers – an den Ellbogen, den Knien und den unteren Rückenabschnitten (Kreuzbein). Die sichtbaren und für die Schuppenflechte typischen Zeichen des Krankheitsprozesses sind:

✳ Zeichen der Entzündung: scharf begrenzte, etwas erhabene und gerötete Hautveränderungen

✳ Zeichen der Verhornungsstörung: trockene, silbrigweiße, glimmerartige Schuppen

Darüber hinaus sind häufig auch die Kopfhaut sowie die Finger- und Fußnägel befallen. Bei der Sonderform der pustulösen

Verbreitung der Psoriasis

Psoriasis (Psoriasis pustulosa) entwickeln sich flüssigkeitsgefüllte Bläschen, die platzen und Entzündungen hervorrufen können. Außerdem gibt es eine mit Gelenkbeschwerden verbundene Form der Schuppenflechte (Psoriasis arthropathica). Die Hautveränderungen können örtlich begrenzt (lokal) oder auf dem ganzen Körper verteilt (generalisiert) vorkommen.

Die Schuppenflechte ist eine gutartige chronische Hauterkrankung, mit der man in den meisten Fällen ein Leben lang zurechtkommen muss. Wie lange die Krankheitserscheinungen andauern und wie schwer sie verlaufen, ist nicht vorhersehbar und individuell sehr unterschiedlich. Hierbei können Vererbungsfaktoren und auslösende Reizfaktoren eine große Rolle spielen.

Nicht jeder, der zu Kopfschuppen neigt, ist an der Schuppenflechte erkrankt.

Ursachen von Kopfschuppen können sein:
* Unverträglichkeit von Shampoos
* Pilzbefall der Kopfhaut
* Allergische Veranlagung
* Psychischer Stress

Wer bekommt die Schuppenflechte?

Etwa zwei bis drei Prozent der Weltbevölkerung leidet an Psoriasis – das sind 80 bis 120 Millionen Menschen! In den USA sind ungefähr fünf bis sechs, in Großbritannien 1,5 und in Deutschland etwa 2,4 Millionen Menschen davon betroffen. Die mögliche unterschiedliche Anfälligkeit bei den verschiedenen Rassen wird gegenwärtig uneinheitlich beurteilt: Grundsätzlich soll die Psoriasis bei allen Rassen vorkommen können; doch leiden weißhäutige Menschen am häufigsten an der Schuppenflechte. Schwarzhäutige, die in Regionen mit tropischem Klima leben, sind seltener betroffen. Bei der indianischen Bevölkerung Nord- und Südamerikas, Grönlandeskimos und australischen Aborigines ist bisher keine Schuppenflech-

Allein in Deutschland sind mehr als zwei Millionen Menschen von der Hauterkrankung betroffen, wobei der Anteil von Frauen und Männern etwa gleich groß ist.

te beobachtet worden – ob dabei Ernährungsfaktoren eine Rolle spielen, ist bisher noch unklar.

Frauen und Männer erkranken etwa gleich häufig. Bei Frauen, in deren Familie bereits Schuppenflechte aufgetreten ist, kommt es offensichtlich früher zu psoriatischen Hauterscheinungen als bei Männern, die aus vorbelasteten Familien stammen. Die ersten Krankheitszeichen werden in den meisten Fällen zwischen dem zehnten und 45. Lebensjahr beobachtet. Die Schuppenflechte macht keine sozialen Unterschiede: Berühmte Zeitgenossen, Schauspieler und Schriftsteller leiden ebenso an Psoriasis wie der »normale Mensch«.

Schützende Hülle Haut

Die Haut ist unser größtes Organ. Sie hat beim Erwachsenen eine Ausdehnung von gut zwei Quadratmetern und macht ein Sechstel des Körpergewichts aus. Innerhalb eines Monats erneuern sich die Zellen der gesamten Oberhaut.

Haut (lateinisch: cutis) ist mehr als nur ein Behälter für Muskeln, Knochen und innere Organe. Die Haut ist das größte Organ, das wir besitzen. Sie entspricht ungefähr einem Sechstel des gesamten Körpergewichts und hat eine Ausdehnung von etwa zwei Quadratmetern. Die Haut hält alle Arten von Eindringlingen ab, sichtbare und unsichtbare, schützt unseren Körper vor Staub und Wasserverlust, scheidet Schadstoffe aus, filtert das Sonnenlicht, regelt die Körpertemperatur, schickt bei drohender Gefahr Warnsignale an das Gehirn, speichert mit ihrem Fettpolster Wärme und Nahrungsstoffe und ist mit einer persönlichen Duftnote ausgestattet. Dies sind nur einige der unglaublichen Eigenschaften und Fähigkeiten unseres Hautmantels, der nur etwa fünf Millimeter dick ist.

Innerhalb nur eines Monats erneuert sich die gesamte Hautoberfläche. Die Haut kann extrem gedehnt werden, wie beim Geburtsvorgang, oder sie kann sich stark zusammenziehen, etwa zum Schutz vor Kälte. Haut kann sich selbst rasch reparieren, wenn kleine Kratzer oder Schnitte sie beschädigen, und gegen Bakterien und Pilze produziert sie eigene Abwehrstoffe, die vor Infektionen schützen.

Die Beschaffenheit der Haut

DIE WICHTIGSTEN AUFGABEN DER HAUT

- Schutzbarriere des Körpers nach außen
- Temperaturregelung
- Ausscheidung von Abfallstoffen
- Schutz vor Wasserverlust
- Frühwarneinrichtung für das Immunsystem des Körpers
- Sinnes- und Kontaktorgan
- Lichtschutz des Körpers nach außen

Damit die Haut ihre Aufgaben erfüllen kann, muss sie normal funktionieren – bei einer Erkrankung an Psoriasis liegt eine Fehlfunktion vor. Aber auch von der psychischen Befindlichkeit wird die Gesundheit der Haut positiv oder negativ beeinflusst. Andererseits können auch die unangenehmen Begleiterscheinungen der Schuppenflechte psychische Störungen verursachen – was zu einem nur schwer zu durchbrechenden Teufelskreis von körperlichen und psychischen Symptomen führen kann.

Neben organischen wirken auch psychische Faktoren auf das Bild und den Verlauf der Erkrankung ein. Nicht selten entsteht ein Teufelskreis, in dem sich beide Faktoren miteinander aufschaukeln und den Leidensdruck beim Betroffenen wesentlich erhöhen.

Hauttypen

Die Beschaffenheit der Haut kann durch viele unterschiedliche Faktoren bestimmt werden. Dazu gehören beispielsweise das Lebensalter, die Durchblutung, der Farbstoffgehalt, die Körperbehaarung oder der Grad der Schweiß- und Talgproduktion. Was die Reaktion auf ultraviolettes Licht betrifft, unterscheidet man sechs Hauttypen.

Normale Haut

Die Talg- und Schweißdrüsenproduktion funktioniert bedarfsgerecht und ausgeglichen, der Säureschutz auf der Haut ist lückenlos, die Hautporen sind nicht vergrößert. Die Haut fühlt sich geschmeidig an, sie schimmert matt und ist gut durchblutet. Eine Neigung zu Hautunreinheiten oder Ekzemen liegt in der Regel bei normaler Haut nicht vor. Mit zunehmendem Lebensalter trocknet sie aber auch allmählich aus.

Fettige Haut – seborrhoischer Typ

Jugendliche und junge Erwachsene haben häufig fettige, glänzende Haut. Diese Hautveränderung wird durch den Hormonschub während der Pubertät beeinflusst. Akne und Hautunreinheiten sind vielfach ungeliebte Begleiter dieser Lebensphase. Zur Hautpflege eignen sich in diesem Fall fettarme oder ganz fettfreie Cremes oder Hautmilch (Lotionen).

Trockene Haut – sebostatischer Typ

Wenn die Talgproduktion der Haut eingeschränkt ist oder im Alter nachlässt, dann wird die Haut trockener. Sie kann auch spröde und rissig werden oder stark schuppen. Trockene Haut ist anfällig für Entzündungen oder Allergien und erfordert eine sorgfältige Pflege. Trockene Haut ist auch eine häufige Begleiterscheinung der Schuppenflechte. Zur Pflege dieser Haut eignen sich rückfettende Mittel.

Vor allem der trockene Hauttyp neigt verstärkt zur Schuppenflechte, während fettige Haut davon weitestgehend verschont bleibt. Eine Hautpflege mit rückfettenden Mitteln hilft, die Reizreaktion der trockenen Haut zu lindern.

Mischhaut – Mitteltyp

Die Haut zeigt unterschiedliches Aussehen. An Stirn, Nase und Kinn ist sie fettig, an den Wangen, dem Haaransatz und am Hals trocken.

Strukturen der Haut

Die Haut ist mit einem Dach vergleichbar, das schützend über dem gesamten Körper liegt. Was wir als Haut sehen, sind in Wirklichkeit einige Schichten bereits abgestorbener Zellen, die ineinander verzahnt sind und eine widerstandsfähige Schutzschicht (Hornschicht) für den lebenden Organismus darunter gebildet haben. Unter diesem »Dach« der Oberhaut

Testen Sie Ihren Hauttyp

CHECKLISTE HAUTTYP

Um festzustellen, zu welchem Hauttyp Sie gehören, stellen Sie sich vor einen gut beleuchteten Spiegel. Lassen Sie Ihren Blick langsam über das gesamte Gesicht wandern. Schauen Sie sich Stirn, Nase, Wangen, Mund und Kinn ganz genau an. Kreuzen Sie dann bei den nachfolgend aufgeführten Gesichtspartien die auf Sie zutreffenden Hauteigenschaften an, addieren Sie schließlich die erreichte Punktzahl und schauen Sie sich dann das Ergebnis an.

Eine weitgehend exakte Bestimmung des Hauttyps ist eine wichtige Voraussetzung für die die Auswahl der geeigneten Therapieformen und Hautpflegemittel.

Stirnhaut **Punkte**
* Schuppige Veränderungen um die Augen und an der Nasenwurzel — 5 ☐
* Die Stirnhaut glänzt — 10 ☐
* Die Haut ist glatt und ohne Schuppenbildung — 0 ☐

Nasenhaut
* Großporig, teilweise Pustelbildung — 10 ☐
* Leichte oder stärkere Schuppung an den Nasenflügeln — 5 ☐
* Keine auffälligen Hautveränderungen — 0 ☐
* Knollenartig verdickte Nase mit zahlreichen Pusteln — 7 ☐

Wangenhaut
* Zahlreiche rote Äderchen mit eingelagerten Hautunreinheiten — 10 ☐
* Gereizte Haut mit leichter Schuppung, Spannungsgefühl oder leichtem Juckreiz — 5 ☐
* Gleichmäßiges rosafarbenes Hautrelief ohne große Poren — 0 ☐
* Flächenhafte Rötung ohne einzelne Äderchen — 2 ☐

Was ist Schuppenflechte?

Wenn Sie sich nach diesem Test über Ihren Hauttyp immer noch nicht ganz sicher sind, sollten Sie sich von einem Hautarzt oder von einer erfahrenen Kosmetikerin beraten lassen.

CHECKLISTE HAUTTYP

Mund- und Kinnhaut

✳ Rötungen und Pusteln bedecken diesen Bereich, die Haut zeigt einen fettig-öligen Glanz 10

✳ Gereizte Herde, die eine auffällige Schuppenbildung aufweisen, besonders an den Lippen 5

✳ Rötung und Pustelbildung, ganz besonders im Kinnbereich 8

✳ Keinerlei auffällige Hautveränderungen im betreffenden Bereich vorhanden 0

Bewertung

30–40 Punkte:
Sie haben eindeutig eine fettige (seborrhoische) Haut. Für die Schuppenflechte typische Hautveränderungen sind unwahrscheinlich. Möglicherweise leiden Sie öfter an Akne oder Hautunreinheiten.

15–29 Punkte:
Sie haben eine trockene (sebostatische) Haut, die zu Reizreaktionen neigen kann. Trockene Haut reagiert sehr empfindlich und benötigt eine sorgfältige Pflege. Informieren Sie sich beim Arzt oder bei einer Kosmetikerin über ein auf Ihre Haut abgestimmtes Pflegeprogramm.

0–14 Punkte:
Sie haben wahrscheinlich eine ganz normale Haut. Wenn Sie jedoch Zweifel über Ihren Hauttyp haben, sprechen Sie mit einer Kosmetikerin oder wenden Sie sich an den Arzt.

(Epidermis) befinden sich noch zwei weitere Hautschichten, die Lederhaut (Korium) und die Unterhaut (Subkutis). Jede dieser Hautschichten erfüllt eine spezielle und für den menschlichen Organismus lebenswichtige Aufgabe.

Oberhaut – Epidermis

Die Zellen der obersten Hautschicht, der Epidermis, die so genannten Keratinozyten, teilen sich, sterben allmählich ab und bilden dann die Hornschicht, die aus Keratin besteht. Diese sehr widerstandsfähige Hornsubstanz ist wie Dachziegel übereinander geschichtet – auch Haare und Nägel sind aus Keratin geformt. Die Hornschicht ist je nach Anforderung und Belastung unterschiedlich dick: 0,02 Millimeter im Gesicht, bis zu einem Millimeter als mehrschichtiges verhorntes Plattenepithel an den Fußsohlen.

Die Produktion der verhornten Dachziegel beginnt in der untersten Oberhautschicht: So genannte Basalzellen, die sich dort ständig teilen, reifen heran und schieben sich kontinuierlich nach außen. Jede Basalzelle verstärkt auf diesem Weg ihre Zellwand, vernetzt sich fest mit anderen Epidermiszellen und stirbt ab. Fest zusammengefügte, verhornte Hautzellen bilden dann eine wirksame Schutzschicht, die die empfindlichen inneren Hautschichten vor Schäden, Krankheiten und anderen Gefahren bewahrt. Druck auf die Haut oder Hautabschürfungen beschleunigen die Vermehrung der Basalzellen.

Die Hornschicht verhindert zudem, dass unser Körper austrocknet. Es klingt paradox, aber der Tod dieser Hautzellen ermöglicht erst unser Leben. Die »Wanderzeit« der Epidermiszellen an die Hautoberfläche beträgt 28 bis 30 Tage. Die toten Hornzellen trocknen, fallen dann als kleine Hornschuppen ab und werden zum wesentlichen Bestandteil von Hausstaub. Unser »Hornhautdach« wird demnach im Normalfall jeden Monat vollkommen ersetzt.

Eine Studie mit ca. 3000 Psoriasispatienten ergab, dass die Häufigkeit erstmaliger psoriatischer Hauterkrankungen bei den 20- bis 40-jährigen am höchsten war. Mit zunehmendem Alter ging die Häufigkeit drastisch zurück.

Was ist Schuppenflechte?

Ein Querschnitt durch die Haut zeigt links das gesunde Zellwachstum, während es bei der Schuppenflechte (rechts) deutlich beschleunigt erscheint.

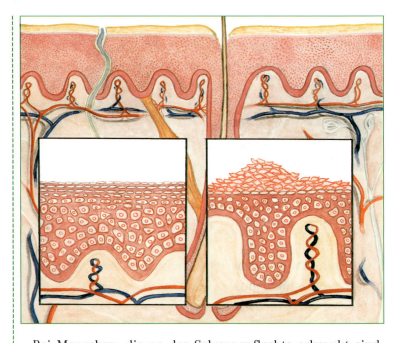

Einige Zelltypen der Oberhaut haben ganz spezielle Aufgaben. So warnen die Langerhans-Zellen das Immunsystem, während z. B. die Merkel-Zellen Empfindungen des Tastsinns an das Nervensystem signalisieren.

Bei Menschen, die an der Schuppenflechte erkrankt sind, vermehren sich die Oberhautzellen jedoch viel zu schnell. Die Folge davon ist, dass die Hornschicht unangemessen anwächst und dann stark abschuppt. In den unteren Epidermisschichten sind Farbstoffzellen eingelagert, die das Pigment Melanin enthalten. Melanin dient dem Lichtschutz und gibt der Haut ihre Farbe. Beim Sonnenbad werden die Hautzellen zur vermehrten Melaninproduktion angeregt, es entsteht ein natürlicher »Sonnenschirm«. Bekommt unsere Haut jedoch zu schnell zu viel Sonne, entwickelt sich ein Sonnenbrand.

Hautzellen der Epidermisschicht mit spezieller Aufgabe sind die so genannten Langerhans- und Merkel-Zellen. Langerhans-Zellen stellen eine Frühwarneinrichtung des körpereigenen Abwehrsystems (Immunsystem) dar und melden beispielsweise Angriffe von Viren oder allergenen Luftschadstoffen. Merkel-Zellen fungieren als Druckfühler, die Tastempfindungen an das Nervensystem weiterleiten.

Lederhaut – Korium

Direkt unter der Oberhaut befindet sich die Lederhaut, das Korium. Sie besteht aus Bindegewebe und enthält Blutgefäße, Nerven, Haarwurzeln und Haarfollikel, Schweiß- und Lymphdrüsen, glatte Muskulatur und sehr viel elastisches Fasergewebe (Kollagen und Elastin). Die Lederhautschicht ist mit der Oberhaut durch Vorwölbungen, den Papillen, fest verzahnt. Feinste Haargefäße (Kapillaren) versorgen Leder- und Oberhaut mit nährstoffhaltigem Blut. Sie bestimmen durch den Grad der Blutfüllung die Hautfärbung und regulieren außerdem durch Erweiterung oder durch Kontraktion die Wärme und den Blutdruck.

Kollagen, das vor allem in der Jugend viel Wasser binden kann, und Elastin sind Gerüsteiweißstoffe, die ein reißfestes (Kollagen), aber sehr elastisches (Elastin) Gewebenetz formen. Gewicht und Größe dieses Netzes können sich Formveränderungen leicht anpassen – straffe schöne und jugendlich wirkende Haut ist der Anpassungsfähigkeit dieses Gewebenetzes zu verdanken. Mit zunehmendem Alter nimmt die Flexibilität langsam ab. Vermutlich tragen auch psychischer Stress, Umweltschadstoffe, ungesunde Lebensgewohnheiten und Ernährung sowie zu viele Sonnenbäder zur schnelleren Hautalterung bei – durch diese Faktoren können vorzeitig bleibende Falten und Furchen entstehen.

Überall in der Lederhaut verteilt befinden sich Schweißdrüsen. Lymphdrüsen entsorgen überflüssige Eiweißstoffe und Talgdrüsen produzieren Talg (Sebum), der die Haut wasserfest macht. Er wirkt zudem leicht antibakteriell und unterstützt die Schutzfunktion der Haut. Schließlich befinden sich in der Lederhaut noch unzählige Nervenenden. Sie nehmen eine Vielzahl von Informationen über Hitze, Kälte, Vibration, Druck, Tastempfindungen, Schmerz und Juckreiz auf, identifizieren sie und übermitteln sie an das Gehirn.

Nicht nur das Lebensalter entscheidet über die Geschmeidigkeit der Haut. Äußere und innere Einflussfaktoren wie Umweltgifte, starke Sonnenbelastung, Stress und falsche Ernährung können ihre normale Funktion beeinflussen und sie schneller altern lassen.

Was ist Schuppenflechte?

> **WUNDERORGAN HAUT**
>
> Auf einem Quadratzentimeter Haut befinden sich durchschnittlich:
> * 3 bis 5 Millionen Zellen
> * 5000 Sinnesorgane: Nervenenden für Blutgefäße und Drüsen, Druck- und Schmerzrezeptoren, Kälterezeptoren, Wärmerezeptoren
> * 4000 cm Nervenfasern
> * 1000 cm Blutgefäße
> * 100 Schweißdrüsen
> * 15 bis 300 Talgdrüsen
> * 5 Haare

Unterhaut – Subkutis

Die Beschaffenheit der Unterhaut bestimmt wesentlich darüber mit, wie die Oberhaut durchblutet und ernährt wird – wie gesund und widerstandsfähig sie letztlich ist.

Die Unterhaut besteht im Wesentlichen aus Fettgewebe, das in feinen Läppchen organisiert ist. Dieses »Kissen« aus Fettgewebe wirkt bei starken Temperaturschwankungen isolierend, fängt als »Stoßdämpfer« Schläge und Stöße ab und dient gleichzeitig als eine Art Vorratskammer für Nährstoffe für schlechte Zeiten. Durch die Bindegewebe- und Fettschicht bleibt die gesamte Haut auf dem Körper beweglich und kann bei Bewegungen verschoben werden.

Hautanhangsorgane

Als Anhangsorgane der Haut gelten die Talg-, Schweiß- und Duftdrüsen sowie Haare, Finger- und Zehennägel. Diese Hautanhangsorgane erfüllen Spezialaufgaben und unterstützen die Hautfunktion; auch sie werden durch die Schuppenflechte häufig in Mitleidenschaft gezogen.

Hautdrüsen

Der Mensch verfügt über etwa zwei Millionen Schweißdrüsen, die besonders dicht gedrängt an der Stirn, den Handballen, in den Achselhöhlen, den Leistenbeugen und auf den Fußsohlen zu finden sind. Mit Hilfe dieser Drüsen kann in 24 Stunden bis zu einem Liter Schweiß unbemerkt auf der Haut verdunsten. Schweiß enthält neben Wasser (99 Prozent) auch Kochsalz, Mineralstoffe, Milchsäure und Harnstoff. Bei körperlicher Anstrengung steigt die Schweißbildung stark an.

Die Haut ist vorübergehend oder dauerhaft mit Bakterien besiedelt, die den Hautoberflächen-pH-Wert beeinflussen – er beträgt beispielsweise an der Stirn etwa 5,4 bis 5,9. Der saure pH-Wert der Haut steht im Zusammenhang mit ihrer Säureschutzfunktion (Säuremantel) und soll vor Krankheitskeimen schützen. Duftdrüsen sind ebenfalls Schweißdrüsen, ihr Sekret ist jedoch zusätzlich mit einem individuellen Geruchsstoff gemischt. Vor allem in den Achselhöhlen, im Genitalbereich, im Brustwarzenhof und in den Augenlidern liegen die Duftdrüsen in der Haut. Das Drüsensekret ist fetthaltig und alkalisch und wird mit Beginn der Pubertät produziert – bei Frauen ist es deutlich stärker ausgeprägt als bei Männern. In Körperregionen mit Duftdrüsen ist der Säureschutzmantel der Haut unterbrochen, weshalb diese Stellen für Infektionen durch Bakterien oder Pilze besonders gefährdet sind.

Der Säureschutzmantel der Haut wehrt die Angriffe von Krankheitserregern ab. Die Talgabsonderungen wirken Wasser abweisend und bewahren die Elastizität unseres größten Körperorgans.

Auf jedem Quadratzentimeter Haut befinden sich etwa 15 bis 20 Talgdrüsen – im Gesicht bis zu 300. Mit Ausnahme der Talgdrüsen im Genitalbereich, den Augenlidern sowie an den Hand- und Fußflächen ist jede Talgdrüse mit einem Haar verbunden. Talg entsteht aus Fetttröpfchen, sorgt für die Geschmeidigkeit von Haut und Haaren und wirkt Wasser abweisend. Etwa zwei Gramm flüssiger Talg werden pro Tag produziert. Hormonelle oder seelische Einflüsse können die Talgproduktion beeinflussen.

Haare

Haare sind kompliziert aufgebaute Gebilde. Sie stecken schräg in der Haut und bestehen aus dem sichtbaren Haarschaft und der unsichtbaren Haarwurzel sowie der Haarzwiebel. Die

Was ist Schuppenflechte?

Haarzwiebel ist der Motor des Haarwachstums und sie befindet sich in der mittleren Hautschicht, der Lederhaut. Von dort wird sie durch eine gefäßreiche Papille mit Blut versorgt. Jeder Mensch hat 85 000 bis 140 000 Haare auf dem Kopf und sie wachsen täglich etwa 0,2 bis 0,3 Millimeter. Die Haarfarbe wird durch den Gehalt an Farbstoff (Melanin-Pigment), die Oberflächenbeschaffenheit und den Fettgehalt bestimmt – auch Hormone (Hypophysenhormone, Östrogene) können, allerdings in sehr geringem Umfang, die Pigmentierung beeinflussen. Jedes einzelne Haar ist mit einem glatten Muskel ausgestattet (Musculus arrector pili), der am Haarbalg ansetzt und die Stellung des Haares kontrolliert. Die Haare dienen gleichzeitig als tastende Sinnesorgane, da ihre Wurzeln von feinsten Nerven umgeben sind.

Nägel

Häufig werden bei der Schuppenflechte auch die Hand- und Fußnägel in Mitleidenschaft gezogen. Die Verhornung ist weniger stabil, die Nägel sind oft unterentwickelt oder weisen Form- bzw. Farbveränderungen auf.

Die harten Finger- und Zehennägel sind Hornplatten und schützen die Endglieder an Händen und Füßen. Sie sind an ihrem Ende in die Nageltasche eingewachsen und besitzen keine eigene Färbung. Die Nagelwurzel erkennt man an dem kleinen Halbmond am unteren Nagelende. Nägel wachsen etwa einen Millimeter pro Woche. Obwohl das Nagelbett viele Nervenenden hat, gehören Nägel nicht zu den Sinnesorganen.

Bei etwa der Hälfte der Patienten mit Schuppenflechte sind auch Veränderungen an den Nägeln zu beobachten. Durch Verhornungsstörungen an der Nagelbildungsstätte in der gelenknahen Nageltasche werden minderwertige verhornte Nägel gebildet, so genannte Tüpfelnägel oder leicht zerbröselnde »Krümelnägel«. Entzündliche Hautveränderungen auf dem Nagelbett schimmern als »Ölfleck« durch die Nagelplatte. Das durch den verhornten Nagel durchscheinende Nagelbett besteht aus Oberhaut (Epidermiszellen), die keine für die übrige Körperhaut typische Hornschicht besitzt.

Lebenszyklus der Psoriasishautzelle

Der Lebenszyklus der Hautzellen bei Schuppenflechte ist in zweierlei Hinsicht gestört:
* Aus unbekannten Gründen werden zu viele neue Hautzellen produziert.
* Das Leben der Psoriasishautzelle verläuft in Hochgeschwindigkeit.

Die Psoriaszellen erreichen die Hautoberfläche statt in vier Wochen bereits innerhalb von vier bis fünf Tagen – so schnell, dass sie weder Zeit haben auszureifen noch abzusterben. In der obersten Hautschicht vermischen sich tote und lebende Epidermiszellen und verursachen die charakteristischen Zeichen der Schuppenflechte: Es entwickeln sich raue, entzündete und gerötete Hautflecken, die mit silbrigen Schuppen bedeckt sind.

Wo sich Psoriasisherde befinden, verändern sich auch die natürlichen Eigenschaften der Oberhaut. Die Epidermis wird von innen nach außen dicker und gleichzeitig durchlässiger. »Löcher« im schützenden Hautmantel entstehen. Der Körper verliert durch psoriatische Hautschäden mehr Flüssigkeit; diese kann zehnmal schneller als bei normaler Haut austreten. Dadurch ist die Haut weniger geschmeidig und Risse entstehen gerade dort, wo besondere Elastizität gefragt wäre: an Händen, Füßen und Ellbogen. Durch die entstandenen »Hautlöcher« wird die Abwehrkraft der Haut geschwächt. Eindringlinge wie etwa Bakterien können zusätzliche Probleme verursachen. Da vermehrt Hautzellen gebildet werden, sterben auch mehr Zellen ab und es entstehen große Mengen von schuppigem Hautabfall – eines der größten Probleme für Psoriasispatienten in der Öffentlichkeit.

Auch in der Lederhaut kommt es zu Veränderungen. Bei Schuppenflechte sind die Kapillaren erweitert und der Blutzufluss zur Haut über das normale Maß erhöht. Deshalb sind Schuppenflechtenherde gerötet und bluten sehr leicht.

Durch die Beeinträchtigung der Haut mit Psoriasisherden kommt es zu einer Verringerung der Schutzfunktion der Epidermis. Krankheitserreger können leichter und schneller eindringen und Infektionen verursachen.

Was ist Schuppenflechte?

> **SIGNALE KRANKER HAUT**
>
> Primäreffloreszenzen:
> * Fleck (macula) – rötliche Hautverfärbung durch verstärkte Hautdurchblutung oder Hautblutung: z.B. Verletzung, Verbrennung, Entzündung; bräunliche Verfärbung bei Melanin-Pigmentierung
> * Papel (papula) – spitzkugelige Hauterhebung
> * Bläschen (vesicula) – durchsichtige, mit Flüssigkeit gefüllte Hohlräume in der Oberhaut
> * Pustel – mit Eiter gefüllte Hohlräume in der Oberhaut
> * Quaddel (urtica) – begrenzte Hautschwellung: allergische Reaktionen können auftreten

Erkennungszeichen der Schuppenflechte

Eine rötliche Hautverfärbung, die bei kleineren Hautverletzungen leicht zu Blutungen neigt, ist oft das erste Zeichen einer beginnenden Schuppenflechte-Erkrankung. Danach treten kleine Bläschen, Pusteln und Quaddeln in Erscheinung.

Die Hautveränderungen bei Schuppenflechte haben in der Regel eine für diese Erkrankung charakteristische Erscheinungsform. Wenn die Psoriasis zum ersten Mal auftritt, sieht man meist einen roten Fleck, auf dem sich sehr schnell fest haftende Schuppen entwickeln. Die Anzeichen können aber auch individuell unterschiedlich aussehen.

»Kerzenwachszeichen«

Wenn man mit einem Holzspatel vorsichtig auf einem schuppigen Psoriasisherd auf der Haut schabt, lassen sich feine Schuppenteile ablösen, die so ähnlich wie kleine Kerzenwachsspäne aussehen.

Das »letzte Häutchen«

Wenn alle Schuppen vom Psoriasisherd abgeschabt sind, sieht man darunter einen roten Fleck, der mit einem dünnen ablösbaren Häutchen, dem so genannten »letzten Häutchen«, bedeckt ist. Es handelt sich bei diesem Häutchen um die unterste Schicht der Oberhaut (Epidermis). Diese Erscheinung gilt als sicherer Hinweis darauf, dass es sich um eine Schuppenflechte handelt. Die unverletzte dünne Hautoberfläche ist nach Entfernung der Schuppen trocken und spiegelt leicht. Trifft dies zu, erübrigt sich in den meisten Fällen eine weitergehende Diagnostik, etwa eine Gewebeentnahme mit feingeweblicher Untersuchung (Biopsie).

Der »blutige Tau« (Auspitz-Zeichen)

Wird das »letzte Häutchen« abgelöst, dann reißen dabei kleine Blutgefäße ein und es entstehen punktförmige Blutungen. Diesen so genannten »blutigen Tau« hat erstmals ein Arzt mit dem Namen Auspitz beschrieben, nach dem dieses Phänomen auch benannt wurde. Dieselbe Reaktion der Haut wird allerdings auch bei anderen Hauterkrankungen beobachtet, beispielsweise bei Ekzemen.

Die Erscheinungsform der Schuppenflechte kann von Patient zu Patient unterschiedlich sein. Vor allem beeinflusst das Alter der Psoriasisherde das Aussehen der betroffenen Haut. Ein frischer Herd erscheint meist hellrot, ein monatelang bestehender dunkel- bis blaurot mit dichter Schuppung. Plötzliche Rückbildungen oder Abheilungen von Psoriasisherden verändern das Erscheinungsbild zusätzlich: Frische Hautveränderungen greifen auf ältere Herde über und verstärken oder mindern den Krankheitsprozess und die Schuppenbildung. Bei der Abheilung kann vormals befallene Haut heller gefärbt beziehungsweise die Pigmentbildung in der Haut vermindert sein (psoriatisches Leukoderm); abgeheilte Hautpartien können jedoch auch dunkler erscheinen.

Solche Begleitreaktionen der Haut verschwinden in der Regel nach einiger Zeit wieder. Narben auf der Haut werden durch die Schuppenflechte nicht verursacht.

Hauptsignale der Psoriasis sind:
* *Das »Kerzenwachszeichen«*
* *Das »letzte Häutchen«*
* *Der »blutige Tau« (Auspitz-Zeichen)*

Was ist Schuppenflechte?

Hautregionen, die vorzugsweise von der Schuppenflechte befallen werden: der behaarte Kopf, die Streckseiten von Armen und Beinen, der Rücken sowie Handteller und Fußsohlen.

Erscheinungsformen der Schuppenflechte

Schuppenflechte kann grundsätzlich am ganzen Körper auftreten – vorzugsweise an den Streckseiten von Armen und Beinen, auf Rücken und Kopf und sogar auf den Nägeln. Manche Patienten leiden an speziellen Formen der Psoriasis, wobei die Erkrankung in unterschiedlichen Lebensphasen in Erscheinung treten kann. Die Schuppenflechte kann in unberechenbarer Weise auftreten. Häufig werden bestimmte Hautregionen immer wieder befallen. Sie ist eine gutartige, allerdings chronische Hautkrankheit, das heißt, in den meisten Fällen ist sie lebensbegleitend.

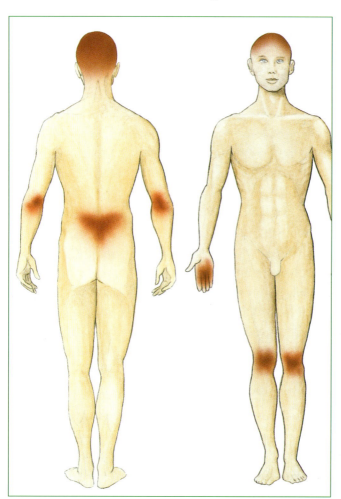

Gewöhnliche Schuppenflechte

Nach Form und Anordnung der Krankheitsherde unterscheidet man zahlreiche Varianten. Etwa 90 Prozent aller Psoriasispatienten leiden an der gewöhnlichen Schuppenflechte (Psoriasis vulgaris) mit typischen runden, klar abgegrenzten rosafarbenen oder rötlichen Hautherden (Plaques), die stark schuppen können. Zudem gibt es seltene Sonderformen der Schuppenflechte wie die schwer verlaufende pustulöse Psoriasis (Psoriasis pustulosa), der Ganzkörperbefall mit Psoriasis (Psoriatische Erythrodermie) und die Psoriasis mit Gelenkbeteiligung (Psoriasis arthropathica). Etwa jeder zwanzigste Psoriasispatient leidet an einer solchen Sonderform.

In allen Herden, unabhängig von ihrer Größe, können typische Zeichen der Schuppenflechte nachgewiesen werden – entweder im Reibetest oder durch eine Gewebeuntersuchung. Jede gewöhnliche Schuppenflechte kann unter Umständen in eine der Sonderformen übergehen.

Verlaufsformen der Psoriasis vulgaris
Ausschlagartige Akutform
(eruptiv-exanthematische Psoriasis vulgaris)
Bei weniger als einem Fünftel der Psoriasispatienten kommt es zu plötzlichen kleinfleckigen Hauterscheinungen am ganzen Körper. Typisch ist diese Verlaufsform bei Ersterkrankung, nach Auslösung eines neuen Krankheitsschubes oder nach Akutinfekten der Atemwege oder der Ohren vor allem bei Heranwachsenden oder jungen Erwachsenen. Die kleinen Herde erscheinen gerötet beziehungsweise entzündet mit geringgradiger Schuppung, nicht selten besteht Juckreiz.

Gelegentlich verschwinden diese Hauterscheinungen aber auch spontan innerhalb von Wochen oder Monaten wieder. Auch dann, wenn sie nicht behandelt worden sind.

Chronische Form
(chronisch-stationäre Psoriasis vulgaris)
Die Hauterscheinungen beschränken sich auf wenige Herde, besonders an den Ellbogen, den Knien und im Kreuzbeinbereich am Gesäß. In Ausnahmefällen können aber auch Kopf und Oberkörper befallen sein. Diese Stellen sind deutlich ver-

Neben der gewöhnlichen Schuppenflechte (Psoriasis vulgaris) treten einige Sonderformen auf, die allerdings viel seltener sind: die pustulöse Psoriasis, der Ganzkörperbefall (Erythrodermie) sowie die Psoriasis arthropathica, welche mit Gelenkbeschwerden einhergeht.

Was ist Schuppenflechte?

Manchmal verschwinden die Hauterscheinungen scheinbar über Nacht, um sich über einen mehr oder weniger langen Zeitraum nicht mehr zu zeigen. Dann aber, manchmal nach Jahren, bricht die Krankheit erneut aus. Die Ursache dieser Krankheitsschübe sind bisher ungeklärt.

dickt und erhaben und schuppen stark. Die Schuppenflechteherde verändern sich kaum, zeigen wenig Neigung zur weiteren Ausbreitung oder Rückbildung und sind schwer zu behandeln.

Feucht-entzündliche Form (Psoriasis exsudativa)

Die pustulöse Schuppenflechte tritt seltener auf. Befallene Hautbezirke sind gerötet und weisen neben Schuppenauflagerungen auch Pusteln und gelblich wirkende Schuppenkrusten auf. Der schuppenfreie Rand ist stark gerötet, ein Zeichen für die starke Entzündung. Diese Form ist leicht irritierbar, neigt zu schwerem Verlauf und zum Befall des gesamten Körpers oder zur Pustelbildung.

Eine besondere und rätselhafte Eigenart der Psoriasis ist, dass sie über kürzere oder auch sehr lange Zeit vollständig verschwinden kann. Ohne ersichtliche Gründe oder auch ohne Therapie kann es zu längeren krankheitsfreien Zeiträumen kommen. Die Medizin bezeichnet diese Erscheinung als Remission. Bei etwa der Hälfte aller Patienten, die an der Schuppenflechte leiden, wurden Remissionen von einem Jahr bis zu 54 Jahren beobachtet.

Erscheinungsformen der Psoriasis vulgaris

Gemeinsames Merkmal aller Erscheinungsformen der Schuppenflechte ist ein rötlicher, leicht schuppender Fleck, der rasch größer wird und sich über das Niveau der Hautoberfläche hinaus verdickt. Da die Erscheinungsbilder der Psoriasis sehr unterschiedlich sein können, wird sie nicht selten mit anderen Hauterkrankungen verwechselt – etwa mit Ekzemen. Die Hautheilkunde (Dermatologie) benutzt kennzeichnende Begriffe, die das äußere Erscheinungsbild der Erkrankung beschreiben: münz-, punkt-, tropfen- oder pustelförmig u.s.w. Das Hautbild der Schuppenflechte stellt häufig eine Mischung aus allen diesen Anzeichen dar.

Haargebundene Schuppenflechte (Psoriasis follicularis)

Am oberen Ende der Haaraustrittsstellen entwicklen sich hirsekorngroße Rötungen, die nur gering schuppen. Vor allem werden davon die männliche Brustpartie, der Unterbauch, Arme und Beine sowie der behaarte Kopf befallen. Häufig sind junge Erwachsene und Kinder nach Infektionen im Hals-Nasen-Ohren-Bereich von dieser Variante betroffen. Dauerhafter Haarausfall ist nicht zu befürchten.

Tropfenförmige Schuppenflechte (Psoriasis guttata oder punctata)

Es bilden sich etwa linsengroße tropfenförmige Hautherde. Infektionserkrankungen (Rachenmandel-, Kieferhöhlen-, Virusinfektion) gehen den Hauterscheinungen häufig voraus. In wenigen Tagen können am ganzen Körper tropfenförmige Herde entstehen, die teilweise jucken. Man bezeichnet das Krankheitsbild auch als ausschlagähnlich.

Die tropfenförmige Psoriasis ist gut beherrschbar, wenn mit einer unverzüglichen Therapie einer weiteren Ausbreitung vorgebeugt wird. Wenn man sie jedoch nicht behandelt, geht sie meist rasch in die münzenförmige Schuppenflechte über.

Münzenförmige Schuppenflechte (Psoriasis nummularis)

Wenn sich die tropfenförmigen Herde vergrößern, kommt es zu gleichförmigen geldstückgroßen Stellen, die scharf begrenzt sind und locker über die Haut verteilt auftreten. Dabei können Einzelherde zu größeren Flächen zusammenfließen.

Häufig sind von der münzenförmigen Schuppenflechte Oberkörper, Gesäß, Oberschenkel, Hüften, Ellbogen und Knie befallen. Eine Rückbildung der Hauterscheinungen beginnt in der Regel im Zentrum der Herde; auf diese Weise entstehen Ringformen auf der Haut.

Einigen Erscheinungsformen der Psoriasis vulgaris gehen Infektionskrankheiten im Bereich der oberen Atemwege voraus. Nach deren Abklingen zeigen sich die Hauterscheinungen in besonders starkem Ausmaß.

Was ist Schuppenflechte?

Wenn mehrere Psoriasisherde zusammenwachsen, ergibt sich das Bild der landkartenförmigen Schuppenflechte, die besonders schmerzhaft sein kann. Vor allem im Bereich der Körperbeugen kommt es zu Hautrissen.

Ringförmige Schuppenflechte
(Psoriasis annularis, Psoriasis gyrata)

Fließen mehrere Ringe zusammen, bilden sich kreis-, halbkreis- und girlandenförmige Bilder. An den Berührungszonen der Ringe können die psoriatischen Erscheinungen verstärkt auftreten oder ausgelöscht werden.

Landkartenförmige Schuppenflechte
(Psoriasis geographica)

Wenn sich münzenförmige und anders geformte Hautherde weiter ausdehnen und zusammenfließen, können unregelmäßig begrenzte Schuppenflechtepartien entstehen. Die Schuppenbildung ist meist sehr stark ausgeprägt. Mit der Zeit kann es zu borken- und austernschalenartigen Schuppenauflagerungen kommen. Die Herde sind in der Regel derb, verdickt und sehr schmerzhaft. Die Haut reißt vor allem bei Befall der Beugenregionen leicht ein.

Schuppenflechte mit Pustelbildung
(Psoriasis vulgaris cum pustulatione)

Gelegentlich provoziert eine unzweckmäßige Therapie die Bildung von Pusteln in gewöhnlichen Schuppenflechteherden. So wurden beispielsweise pustulöse Komplikationen bei verschiedenen Patienten beobachtet, nachdem sie eine Kortisontherapie beendet hatten.

Pustelförmige Schuppenflechte

Kennzeichen dieser Sonderform sind ungefähr zwei bis fünf Millimeter große Pusteln, die mit gelblicher Flüssigkeit gefüllt sind. Aus zunächst winzigen Eiterbläschen (Munro-Mikroabszesse) entstehen größere mit Eiter gefüllte Pusteln. Der Eiter enthält weder Bakterien noch Pilze oder Viren und ist nicht ansteckend. Einzelne stecknadelkopfgroße Pusteln können

Sonderformen der Schuppenflechte

zu größeren Eiterseen zusammenfließen. Werden die Blasendecken zerstört, bilden sich Schuppenkrusten.

Auch die Schleimhäute von Mund und Genitalien können pustulös verändert sein. Auch können sich die Fingerendglieder verdicken. Eiterblasen unter den Nägeln erhöhen die Gefahr der Nagelablösung. In einem Drittel der Fälle entwickeln sich zusätzlich entzündliche Komplikationen an den Gelenken sowie Nieren- und Leberfunktionsstörungen. Bei pustelförmiger Schuppenflechte erhöht sich das Risiko für Hautinfektionen. Die großflächige pustulöse Schuppenflechte sollte unbedingt in einer Hautklinik behandelt werden.

Eine pustelförmige Schuppenflechte – vor allem, wenn sie größere Körperregionen befallen hat – sollte unbedingt stationär in einer Spezialklinik behandelt werden.

Schuppenflechte Typ Barber-Königsbeck (Psoriasis pustulosa palmaris et plantaris Typ Barber-Königsbeck)

Die Sonderform mit pustulösem Hohlhand- und Fußsohlenbefall gilt als eigenständiges Krankheitsbild. In den meisten Fällen ist keine familiäre Vorbelastung nachweisbar. Die Ursachen dieser Erkrankung sind bis heute unbekannt. Krankheitserscheinungen sind meist plötzlich auf der Haut dominierende dunkelrote, leicht schuppige Flächen. Man erkennt innerhalb dieser Flächen je nach Stadium zahlreiche hellgelbe bis gelblich braune Pusteln nebeneinander. Schließlich trocknen die Pusteln ein und blättern ab. Die Handflächen, besonders die Handballen, und die Fuß-

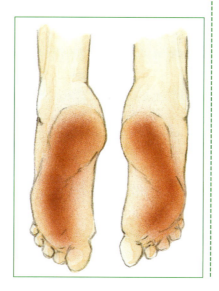

Häufiger bei älteren Menschen, besonders bei Frauen zeigt sich der Psoriasisbefall an den Fußgewölben oder an den Handballen. Diese Form der Schuppenflechte ist oft mit einem Brennen der betroffenen Hautflächen, seltener mit einem heftigen Juckreiz verbunden.

Was ist Schuppenflechte?

gewölbe können gleichzeitig oder unabhängig voneinander befallen sein. Typische Begleiterscheinung dieser Form der Schuppenflechte ist ein Brennen, seltener ein Juckreiz. Die Erkrankung ist langwierig, verläuft unberechenbar und betrifft in der Regel ältere Erwachsene, wobei der Frauenanteil überwiegt. Sehr selten tritt sie bei Kindern auf.

Schuppenflechte Typ von Zumbusch (Psoriasis pustulosa generalisata Typ von Zumbusch)

Bei der Schuppenflechte Typ von Zumbusch und bei der Erythrodermie handelt es sich um besonders schwere Formen der Psoriasis, durch die das Allgemeinbefinden der Betroffenen sehr stark beeinträchtigt wird. Beide Formen gehören unter ständige fachärztliche Aufsicht.

Dieses extreme und schwere Krankheitsbild der Schuppenflechte entsteht durch pustulösen Befall der gesamten Haut. Betroffene leiden häufig an Fieber und Schüttelfrost. Ist die Mundschleimhaut angegriffen, kann die Nahrungsaufnahme stark beeinträchtigt werden. Diese schwere Sonderform der Schuppenflechte muss in der Regel stationär in einem Krankenhaus behandelt werden.

Psoriatische Rothäutigkeit

Bei der schwersten Form der Psoriasis, der psoriatischen Rothäutigkeit (Erythrodermie), ist die gesamte Körperhaut befallen. Die Haut ist überwiegend entzündlich verändert, gerötet und verdickt, da Blutflüssigkeit in das betroffene Gewebe austritt. Die Schuppenbildung ist unterschiedlich stark. Die Schuppen schilfern rasch ab und werden durch neue ersetzt, wodurch jeden Tag große Mengen Schuppen entstehen. Dies ist der Grund für die Eiweißverluste, die in der Blutzusammensetzung nachweisbar sind. Als weitere Entzündungszeichen können eine erhöhte Blutkörperchensenkungsgeschwindigkeit und eine erhöhte Anzahl weißer Blutkörperchen (Leukozytose) auftreten. Die Lymphknoten können anschwellen.

Das Allgemeinbefinden des Patienten ist meist schwer gestört. Die Temperaturregulation des Körpers funktioniert nicht mehr richtig; die Betroffenen sind häufig sehr kälteempfindlich, Verdauungs- oder Stoffwechselstörungen können hinzukommen. Unter Umständen entstehen lebensbedrohliche Krankheitsbilder.

Entwicklungsformen der Erythrodermie
Die psoriatische Erythrodermie kann sich unterschiedlich entwickeln:
* Einzelne Herde einer gewöhnlichen Schuppenflechte vergrößern sich, fließen zusammen und bedecken schließlich große Hautflächen oder die gesamte Haut.
* Eine starke Hautreizung provoziert überschießende Hautreaktionen, die die gesamte Haut erfassen. Übertriebene Sonnen- und Höhensonnenbestrahlungen oder unzweckmäßige, aggressive Salbenanwendung in zu hoher Konzentration beziehungsweise Salbenunverträglichkeit kann zu einem Befall des gesamten Körpers mit Psoriasis führen.
* Wenn Glukokortikoide eingenommen werden, bilden sich die Beschwerden rasch zurück. Wird das Arzneimittel aber abgesetzt, können sehr schnell schwere Krankheitsschübe mit möglichem Befall der gesamten Haut auftreten.

Die Behandlung der Ganzkörperschuppenflechte ist häufig sehr langwierig und schwierig. Spontane Abheilungen sind dennoch möglich. Wenn die Entzündungsvorgänge auch die Haarfollikel erfassen, kann Haarausfall auftreten. Bei nachlassender Krankheitsaktivität wachsen die Haare in der Regel wieder nach; bleibende Kahlköpfigkeit wird äußerst selten beobachtet.

Schuppenflechte mit Gelenkbeteiligung

Bei ungefähr fünf bis sechs Prozent aller Schuppenflechtepatienten kommt es zu einer mehr oder weniger ausgeprägten Gelenkbeteiligung: Betroffene Gelenke sind entzündlich verändert (Arthritis) und können meist nur unter Schmerzen

Eine Schuppenflechte mit Gelenkbeteiligung unterscheidet sich von einer rheumatischen Erkrankung dadurch, dass keine Rheumaknoten zu erkennen sind, eine Blutarmut nicht festgestellt werden kann, dafür aber sogenannte Tüpfel- oder Ölflecknägel sichtbar werden.

Was ist Schuppenflechte?

Bei der Psoriasis arthropathica treten die Gelenkschmerzen häufig erst Jahre nach dem Sichtbarwerden der ersten Hauterscheinungen auf.

bewegt werden. Von anderen Gelenkentzündungen unterscheidet sich die durch die Psoriasis verursachte (Psoriasis athropathica) dadurch, dass häufig der ganze Finger oder Zeh und nicht nur einzelne Gelenke betroffen sind. Gelenkveränderungen bei Schuppenflechte können jahrelang ohne Beschwerden bestehen und dann unvermittelt Schmerzen verursachen – häufig erst zehn Jahre nach den ersten Hauterscheinungen oder nach dem 40. Lebensjahr. In der Medizin unterscheidet man drei Formen der Psoriasis-Arthritis:

Endständiger Typ

Diese Erscheinungsform tritt bei Männern häufiger auf als bei Frauen. Es kommt an den kleinen Finger- und Zehengelenken entzündungsbedingt zu schmerzhaften Schwellungen, eingeschränkter Beweglichkeit der Gelenke und morgendlicher Gelenksteife. Mit Bewegungsübungen können die betroffenen Gelenke häufig wieder beweglich gemacht werden. Zusätzliche Nagelveränderungen sind nicht ungewöhnlich.

Solche Nagelveränderungen, wie sie das nebenstehende Bild zeigt, kennzeichnen eine mögliche Erscheinungsform der Nagelschuppenflechte.

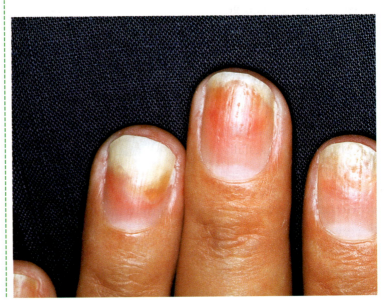

Deformierender Typ

Entzündungserscheinungen treten an kleinen und größeren Gelenken, an Wirbelsäule und Becken auf. Abbauvorgänge an der Knochensubstanz sind meist im Röntgenbild sichtbar. Dieser Gelenkentzündungstyp tritt bevorzugt in Verbindung mit schweren Psoriasisformen wie der pustelförmigen Schuppenflechte oder bei Ganzkörperbefall auf.

Primär chronischer Polyarthritis-Typ

Das Krankheitsgeschehen konzentriert sich vorwiegend auf die Wirbelgelenke, mitunter auf die gesamte Wirbelsäule. Insgesamt ähnelt das Beschwerdebild der Gelenkentzündung ohne Psoriasisbeteiligung, dem Rheumatismus, beziehungsweise der primär chronischen Polyarthritis. Die Gelenkveränderungen können bis zur Gelenkzerstörung führen.

Wenn die Gelenkerkrankung nicht zu weit fortgeschritten ist und entsprechend behandelt wird, ist eine Besserung der Beschwerden möglich. Die Gelenkveränderungen können jedoch meist nicht rückgängig gemacht werden. Die Psoriasisarthritis wird gelegentlich mit Rheumatismus verwechselt. Bei den meisten Patienten führen aber »Tüpfelnägel« oder »Ölflecknägel« zur richtigen Diagnose.

Schuppenflechte an den Nägeln

Bei der Hälfte der Patienten mit Schuppenflechte kommt es zu charakteristischen auffälligen Nagelveränderungen, sogenannten Ölfleck- oder Tüpfelnägeln. Tüpfel auf den Nägeln werden in seltenen Fällen auch bei Gesunden oder Patienten mit anderen Hauterkrankungen (Ekzem, Infektionskrankheiten) beobachtet. Wenn gelbliche bis rotbraune Längsstreifen unter dem Nagel sichtbar werden, handelt es sich meist um einen harmlosen Nebeneffekt, die so genannten Splitterblutungen bei gestörter Nagelbildung.

Die Schuppenflechtenarthritis darf nicht mit einem Rheumatismus verwechselt werden. Bei unklarem Krankheitsbild kann der Arzt eine sichere Diagnose stellen und die erforderlichen Behandlungsschritte einleiten. Dies ist wichtig, um eine mögliche Zerstörung der betroffenen Gelenke zu verhindern.

Nicht selten ist ein Schuppenflechtenbefall im Bereich der Finger- oder Fußnägel mit schmerzhaften Nagelbettentzündungen verbunden, die durch Pilz- oder Bakterieninfektionen hervorgerufen werden. Durch die Schuppenflechte wird der Infektionsschutz wesentlich herabgesetzt.

Krümelnägel

Besteht eine Nagelpsoriasis sehr lange, kann der verdickte gelblich verfärbte Nagel leicht zerbröckeln, da die Hornsubstanz minderwertig ist. Es empfiehlt sich, vom Arzt eine Pilzerkrankung ausschließen zu lassen.

Nagelfalzschuppenflechte

Bei schweren Formen der Schuppenflechte mit Befall der gesamten Körperhaut, kann sich die Nagelfalzschuppenflechte entwickeln. Der Nagelfalz ist entzündlich gerötet und wallförmig aufgeworfen, das Nagelhäutchen fehlt. Bei diesem Krankheitsbild besteht eine erhöhte Infektionsgefahr durch Bakterien und Pilze, was schmerzhafte Nagelbettentzündungen hervorrufen kann. Die Schuppenflechteherde selbst schmerzen nicht.

Ölflecknägel

Eine durch die Nagelplatte schimmernde gelbliche bis rötlich braune Verfärbung des Nagelbetts gilt als Zeichen einer Schuppenflechte. Ölflecke treten vor allem am Rand und am vorderen Ende der Nagelplatte auf. Unter dem Nagel laufen – wie auf der Haut – Entzündungsprozesse mit Schuppenbildung ab. Überschießende Verhornung und Schuppung können eine langsame Ablösung der Nagelplatte verursachen.

Tüpfelnägel

Kleine, punktförmige Einsenkungen auf der Nagelplatte – häufiger auf den Finger- als auf den Zehennägeln. Erfasst die Schuppenflechte auch das Wachstumszentrum des Nagels, die Nagelmatrix, kommt es durch Mikroabszesse zu Verhornungsstörungen. Beim Vorwachsen des Nagels treten diese Störungen dann als punktförmige Vertiefungen in Erscheinung. Tüpfelnägel gelten als Hinweis auf den bevorstehenden erstmaligen Ausbruch einer Schuppenflechte.

Schuppenflechte am Kopf

Am Kopf kann die Schuppenflechte vor allem an der behaarten Kopfhaut, in den Gehörgängen, im Gesicht und an den Lippen zu Krankheitserscheinungen führen.

Behaarter Kopf

Die behaarte Kopfhaut ist eine bevorzugte Region für Psoriasisherde – manchmal die einzige am Kopf. Etwa 50–80 Prozent aller Patienten leiden unter Kopfhautbefall. Meist entwickeln sich scharf begrenzte rötliche Herde mit unterschiedlich starker Schuppenbildung. Bei fettigem Haar mit starkem Talgfluß erscheinen die Schuppen gelblich und fettig, in anderen Fällen silbrig glänzend. Kosmetisch besonders störend sind Schuppenflechteherde an den Stirnhaar- und Nackenhaargrenzen, an den Schläfen sowie an Gesichts- und Halspartien. Die Abheilungstendenz ist jedoch sehr groß, Narben bleiben nicht zurück, bleibender Haarausfall ist nicht zu befürchten.

Ist das Krankheitsgeschehen stärker entzündlich, wie es beispielsweise bei einem Befall des ganzen Körpers mit Psoriasis der Fall ist, können auch die Haarfollikel betroffen sein und die Haare fallen aus. Aber auch in diesem Fall wachsen die Haare wieder normal nach, wenn die Beschwerden abklingen.

Wenn der behaarte Kopf von der Schuppenflechte befallen ist, können auch die Haarfollikel in Mitleidenschaft gezogen werden. Es kommt dann gelegentlich zu einem vorübergehenden Haarausfall, der aber meist nur von kurzer Dauer ist. Wenn die Hauterscheinungen zurückgehen, wachsen die Haare wieder nach.

Gehörgänge

Besonders störend wirkt sich die Schuppenflechte im äußeren Gehörgang und der inneren Ohrmuschel aus. Manchmal wird die Schuppenflechte an diesen Stellen mit einem Ekzem verwechselt; besonders, wenn es juckt. Werden diese Stellen aufgekratzt, können sich leicht Bakterien und Pilze einnisten. Auf keinen Fall sollten Sie mit Wattestäbchen im Gehörgang herumstochern. Hinter den Ohren können ebenfalls Psoriasisherde entstehen. Brillenträger sollten prüfen, ob nicht scheuernde Brillenbügel zu Hautveränderungen beitragen.

Was ist Schuppenflechte?

Um ein Übergreifen der Psoriasisherde auf das Gesicht zu verhindern, sollten Menschen, die unter Schuppenflechte leiden, häufige und starke Sonneneinstrahlung vermeiden.

Gesicht

Hier tritt die Schuppenflechte sehr selten auf. In der Regel sind Haaransatz oder mittlere Gesichtspartien betroffen. Mit einem Befall der Lippen oder Mundschleimhaut muss nur bei ausgeprägter pustulöser Schuppenflechte gerechnet werden. Patienten mit Schuppenflechte sollten in jedem Fall Hautreizungen im Gesicht durch Sonnenbestrahlung vermeiden.

Schuppenflechte an anderen Hautpartien

Hautbezirke, die stark beansprucht werden, wie Hand- und Fußsohlen oder Hautfaltenregionen, sind für Psoriasisherde besonders anfällig. Seltener betroffen ist die Leisten- oder Genitalregion.

Hand- und Fußsohlenflächen

Gerötete, scharf abgegrenzte Herde kommen an diesen Stellen häufig vor. Die Rötungen können bandartig bis zu den seitlichen Hand- und Fußpartien reichen. Die Schuppenbildung ist dabei in der Regel deutlich ausgeprägt. Liegen sehr dicke und fest haftende Schuppenauflagerungen vor, kann die Haut bei Bewegungen sehr leicht einreißen, was äußerst schmerzhaft ist. Sind die Erscheinungen auf der Haut nur gering vorhanden, sollte der Arzt ein Kontaktekzem oder eine Pilzinfektion ausschließen.

Feuchtigkeitsstau, Reibung und Wärme begünstigen die Ausbreitung der Schuppenflechte im Bereich der Beugefalten des Körpers. Deshalb auf leichte, atmungsaktive Unterbekleidung achten.

Beugefalten

Unter den Achseln und Brüsten, am Bauchnabel, am Gesäß sowie an Ellbogen, Arm- und Kniebeugen entstehen bei Bewegung Hautfalten; Haut liegt auf Haut, Scheuern, Feuchtigkeitsstau und Wärmebildung reizen sie und begünstigen die Schuppenflechte. Feuchtigkeit und Reibeeffekte fördern die Ablösung von Schuppen, wobei scharf begrenzte, etwas erhabene rötliche Hautherde sichtbar werden. Brennen oder Jucken

Betroffene Körperregionen

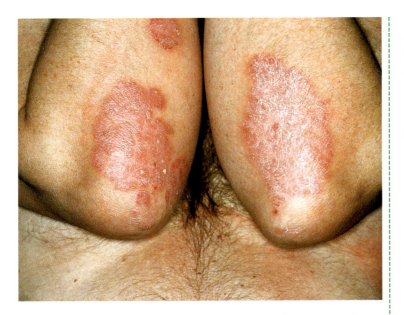

Das nebenstehende Bild zeigt die typische Erscheinungsform der Schuppenflechte an einem von dieser Hautkrankheit bevorzugten Ort, dem Ellbogen.

kann auftreten. Auch hier besteht unter Umständen Verwechslungsgefahr mit einem Ekzem, beispielsweise in der Gesäßfalte, oder einer Hautinfektion – ein Hautarzt sollte dies abklären. Eine Schuppenflechte, die nur in den Hautfalten vorkommt, wird auch als inverse Psoriasis (Psoriasis inversa) bezeichnet.

Kreuzbein

Das Kreuzbein wird durch längeres Sitzen stark belastet. Wie an Ellbogen und Knien können sich auch hier chronische Schuppenflechteherde besonders leicht einnisten. Die Herde schuppen meist stark, wobei die darunter liegende Haut bläulich rot verfärbt erscheint und lederartig verdickt sein kann.

Genitalregion

Ein Befall der Genitalregion mit Schuppenflechte ist äußerst selten. Die Hautveränderungen sind in jedem Fall nicht ansteckend. Eine Übertragung durch Geschlechtsverkehr ist nicht möglich. Rote Psoriasisflecken treten möglicherweise

Ein Arzt kann abklären ob es sich bei den Hauterscheinungen im Bereich der Beugefalten um einen Psoriasisherd oder um ein Hautekzem handelt. Danach richtet sich die Behandlungsstrategie.

Was ist Schuppenflechte?

am inneren Vorhautblatt oder auf den inneren Schamlippen auf. Die Haut erscheint dort oft fein gefältelt und führt mitunter zu diagnostischen Fehlschlüssen. Solche Herde können beim Geschlechtsverkehr gereizt werden und Schmerzen verursachen. Männliche Unfruchtbarkeit, die damit im Zusammenhang steht, verschwindet meist, wenn die Schuppenflechte richtig behandelt wird und die Hautveränderungen zurückgegangen sind.

Schuppenflechte und Schwangerschaft

Beraten Sie sich vor einer geplanten Schwangerschaft eingehend mit ihrem Hautarzt über Therapiemöglichkeiten und ungefährliche alternative Behandlungsformen.

Die Veranlagung für die Schuppenflechte wird von Vererbungsfaktoren beeinflußt. Die Erkrankung kann jedoch bei jedem Betroffenen anders verlaufen. Der Schweregrad der Psoriasis bei den Eltern sagt nichts darüber aus, ob und wie schwer die Kinder an der Krankheit leiden werden. Wenn das Erbgut beider Elternteile mit Psoriasis vorbelastet ist, steigt die Wahrscheinlichkeit für eine Schuppenflechte bei den Kindern auf 60 bis 70 Prozent an. Wegen einer Schuppenflechte muß jedoch nicht auf eine Schwangerschaft verzichtet werden, denn mehrere Generationen können von der Schuppenflechte vollkommen unberührt bleiben.

Während der Schwangerschaft verändert sich der Stoffwechsel des weiblichen Organismus sehr stark, wovon vor allem der Hormonhaushalt betroffen ist. Bei vielen Patientinnen wurde eine Besserung der Beschwerden der Schuppenflechte während dieser Lebensphase beobachtet. Derartige günstige Effekte von Hormonen sind auch von der Empfängnisverhütungspille bekannt. Wie die Schuppenflechte in der Schwangerschaft verlaufen wird, ist jedoch nicht vorauszusehen. Eine Besserung während der ersten Schwangerschaft muss sich bei einer erneuten Schwangerschaft nicht unbedingt wiederholen. Faktoren wie Psyche, Alter und die Lebensumgebung spielen hier eine wichtige Rolle.

Zahlreiche Arzneistoffe zur Psoriasistherapie sind risikobehaftet, denn sie bergen ein Missbildungsrisiko für das ungeborene Kind. Insbesondere Retinoide wie Etretinat und Acitretin sind während der Schwangerschaft streng verboten. Diese Arzneistoffe dürfen Frauen nur bei gleichzeitiger Empfängnisverhütung einsetzen.

Hinweise für die Therapie
* Die innerliche (systemische) Behandlung mit Glukokortikoiden sollte während der Schwangerschaft am besten vermieden werden. Die Anwendung dieses Arzneistoffes ist nur in Ausnahmefällen, kurze Zeit, in niedriger Dosierung und unter ärztlicher Kontrolle erlaubt.
* Im letzten Schwangerschaftsdrittel sollten Präparate, die Salizylsäure enthalten, nicht eingesetzt werden, da der Prostaglandinstoffwechsel beeinflusst wird und sich dadurch die Gefahr einer Frühgeburt erhöht. Statt Salizylsäure können Harnstoff oder Schmierseife benutzt werden.
* Während der Stillzeit sollten arzneistoffhaltige äußerliche Mittel (Cremes und Salben) im Bereich der Brust nicht verwendet werden.
* Mittel die äußerlich angewendet werden müssen, wie beispielsweise Pflegesalben und -cremes, Farbstofflösungen, Dithranolsalben sowie die Lichttherapie, gelten nach dem gegenwärtigen Kenntnisstand während einer Schwangerschaft als unbedenklich.
* Für die äußerliche Therapie der Nagelpsoriasis sind derzeit keine Einschränkungen bekannt.
* Mit UV-Bestrahlung und Sonnenbädern sollten Schwangere in jedem Fall vorsichtig umgehen. Vor allem die Gesichtshaut reagiert darauf sehr empfindlich. Ultraviolette Bestrahlung kann hässliche Pigmentflecken (Melasma uterinum) verursachen.

Arzneistoffe, die während der Schwangerschaft und der Stillzeit nicht erlaubt sind:
* *Acitretin*
* *Calcipotriol*
* *Ciclosporin A*
* *Etretinat*
* *Methotrexat*
* *PUVA-Photochemotherapie*
* *Teerpräparate*

Was sind die Ursachen der Schuppenflechte?

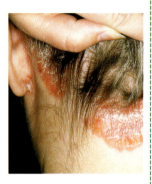

Schuppenflechte am Kopf – die Kenntnisse über die Ursachen der lästigen Hautkrankheit sind noch immer sehr gering.

Es gibt deutliche Hinweise darauf, dass die Schuppenflechte durch Erbanlagen begünstigt wird. Wie und in welcher Folge die Vererbung auftritt, ist jedoch bislang weitgehend ungeklärt.

Niemand kann mit Sicherheit sagen, wodurch die Schuppenflechte verursacht wird. Es gibt zahlreiche Theorien, die auf wissenschaftlichen Erkenntnissen, Stressfaktoren oder psychologischen Bedingungen beruhen – aber es gibt keine Gewissheit. Sicher scheint zu sein, dass in den seltensten Fällen Hautveränderungen durch etwas verursacht werden, was mit der Haut zu tun hat. Die Haut wird vom Stoffwechsel des Körpers, von der Funktion der Organsysteme, vom Nerven- und Immunsystem und psychischen Vorgängen in Aussehen und Funktion beeinflusst. Daher ist es sehr wahrscheinlich, dass ein komplexes Krankheitsbild wie das der Schuppenflechte nicht nur eine Ursache hat.

Gene und Veranlagung?

Mittlerweile weiß man aus vielen Untersuchungen, dass es eine erbliche Veranlagung zur Schuppenflechte gibt. Die Art und Weise der Vererbung ist jedoch noch nicht vollständig aufgeklärt. Manchmal bleiben mehrere Generationen von einer Erkrankung verschont, und ein Vererbungsmerkmal allein reicht noch nicht aus für eine Erkrankung mit Psoriasis. Faktoren wie Psyche, Umwelt oder Ernährung spielen ebenfalls eine Rolle. Man nimmt heute an, dass eine so genannte multifaktorielle oder polygene Vererbung vorliegt: Verschiedene Gene und Umweltfaktoren sind für den Ausbruch der Erkrankung notwendig.

Genetische Psoriasis-Spuren (HLA-Antigene)

Auf der Oberfläche weißer Blutkörperchen kann man bestimmte Merkmale nachweisen, die von Erbanlagen gesteuert werden. Unter anderem gehören dazu HLA-Antigene. Sie sind ähnlich wie Blutgruppeneigenschaften beim Menschen in unterschiedlicher Häufigkeit verteilt. Manche dieser Antigene lassen Rückschlüsse auf eine Veranlagung für bestimmte Krankheiten zu – möglicherweise auch für Psoriasis. Bei der Schuppenflechte kommen bestimmte HLA-Antigene deutlich vermehrt vor. Dies legt den Verdacht nahe, dass diese Erbanlagen von ganz besonderer Bedeutung sind. Was das Erkrankungsalter und die Veranlagung betrifft, sind zwei Typen der nichtpustulösen Schuppenflechte definiert:

Typ-I-Psoriasis
Sie beginnt früh (vor dem 40. Lebensjahr) und befällt etwa zwei Drittel der Patienten; sie tritt familiär gehäuft auf und verläuft meist schwerer als die Typ-II-Psoriasis. Das erbliche Erkrankungsrisiko für Geschwister ist um 10 Prozent, das der Kinder um 15 Prozent erhöht.

Typ-II-Psoriasis
Sie beginnt später (nach dem 40. Lebensjahr), tritt nicht familiär gehäuft auf und ist häufiger mit Nagelveränderungen und Gelenkbeschwerden verbunden. Das erbliche Erkrankungsrisiko für Kinder ist nicht erhöht (etwa 2,7 Prozent).

Man unterscheidet zwei Typen der gewöhnlichen Schuppenflechte, die sich nach ihrer Häufigkeit in bestimmten Altersstufen unterscheiden. Typ I tritt meist schon im Kindesalter auf, während Typ II erst nach dem 40. Lebensjahr in Erscheinung tritt.

Erbgang der Psoriasis

Den Weg, auf dem eine Erbanlage – etwa die Veranlagung für die Psoriasis – von Generation zu Generation weitergegeben wird, bezeichnet man als Erbgang.

Der Erbgang der Psoriasis kann bislang nicht genau angegeben werden, da vermutlich mehrere und verschiedene Erbanlagen (polygener Erbgang) für die Krankheit vorliegen müssen

Was ist die Ursache der Schuppenflechte?

und zusätzlich andere, nichtgenetische Faktoren von Bedeutung sind. Man schätzt heute, dass etwa 75 bis 90 Prozent aller Fälle der Psoriasis familiär gehäuft auftreten.

Wird mein Kind später auch an der Schuppenflechte erkranken?

Es gibt heute schon recht sichere Anhaltspunkte für die Häufigkeit, mit der eine Schuppenflechte familiär vererbt werden kann. Leiden z. B. beide Eltern unter der Krankheit, ist mit 50-prozentiger Wahrscheinlichkeit anzunehmen, dass auch ihre Nachkommen davon betroffen sein werden. Sind beide Eltern gesund, liegt diese Wahrscheinlichkeit bei höchstens zwei Prozent.

✳ Es gibt keinen Unterschied in der Erkrankungshäufigkeit bei Frauen und Männern.

✳ Schuppenflechte kann in jedem Lebensabschnitt auftreten.

✳ Wenn Mutter und Vater keine Psoriasiserkrankung haben, liegt die Erkrankungswahrscheinlichkeit für alle Kinder bei zwei Prozent.

✳ Ist ein Kind gesunder Eltern an Psoriasis erkrankt, besteht eine Erkrankungswahrscheinlichkeit von 6,6 Prozent für alle weiteren Kinder.

✳ Wenn ein Elternteil Psoriasis hat, liegt die Erkrankungswahrscheinlichkeit für alle Kinder bei 8,1 Prozent.

✳ Wenn ein Elternteil und ein Kind Psoriasis haben, besteht eine 14-prozentige Erkrankungswahrscheinlichkeit für alle Kinder.

✳ Haben beide Eltern Psoriasis, bedeutet das bis zu 50 Prozent Erkrankungswahrscheinlichkeit für alle Kinder.

✳ Sind beide Eltern und ein Kind mit Psoriasis belastet, erhöht sich die Erkrankungswahrscheinlichkeit auf bis zu 60 Prozent für alle weiteren Kinder.

✳ Bei der Psoriasis Typ I ist zudem das Erblichkeitsrisiko erhöht, was eine Erkrankungswahrscheinlichkeit von 15 Prozent für alle Kinder bedeutet.

Fehler im Immunsystem?

Das Immunsystem ist das Abwehrsystem unseres Körpers. Eine wesentliche Aufgabe dieses Systems besteht darin, körpereigene und körperfremde Substanzen voneinander zu unterscheiden. Gelegentlich kommt es jedoch zu Verwirrung im sonst so exakten System und körpereigene Substanzen werden als körperfremd eingestuft und bekämpft. In der Medizin sind solche Störungen als Autoimmunerkrankungen bekannt.

Manche Wissenschaftler halten die Schuppenflechte für eine Autoimmunerkrankung, da bei akuter Psoriasis weit mehr chemische Immunstoffe nachweisbar sind als bei gesunder Haut. Die Ausschüttung dieser chemischen Stoffe wird vermutlich durch die zahllosen Nervenenden in der Haut gesteuert. Darüber hinaus hat man bestimmte weiße Blutzellen, Lymphozyten (T-Helfer-Zellen), in übermäßiger Anzahl bei Psoriasis nachweisen können. Aktivierte T-Helfer-Zellen produzieren Faktoren, die Alarmbotschaften an das Immunsystem schicken und die Abwehr körperfremder Stoffe verstärken. So könnte ein entzündlicher Kreislauf auf der Haut in Gang gesetzt werden, der nur sehr schwer zu unterbrechen ist.

Bei der Suche nach möglichen Ursachen für das Auftreten der Schuppenflechte werden von manchen Forschern Störungen des körpereigenen Immunsystems oder Einflüsse bestimmter Nahrungsmittel ins Spiel gebracht. Beide Thesen konnten bisher nicht eindeutig ausgeschlossen oder bestätigt werden.

Nebenwirkung von Nahrungsmitteln?

Wissenschaftliche Belege dafür, dass Psoriasis durch bestimmte Nahrungsmittel oder Ernährungsgewohnheiten verursacht wird, gibt es nicht. Man hat allerdings beobachtet, dass vegetarische Kost, bestimmte Diäten oder Fastentherapien das Krankheitsbild merklich gebessert haben. Nach Ansicht mancher Experten verschlechtert eine Ernährung mit hohem Fleischanteil, einer großen Menge Milchprodukte, Zucker, Fertignahrungsmittel, Alkohol und Genussgifte die Verdauung, weil der Körper bei einer derartigen Ernährung nicht genügend verwertbare Nährstoffe zur Verfügung hat.

Alkohol, Drogen und Arzneimittel, in hohen Dosen und regelmäßig eingenommen, belasten zusätzlich die Leber und stören dadurch lebensnotwendige Entgiftungsfunktionen. Zudem haben einige Arzneimittel, die zur Therapie der Psoriasis eingesetzt werden, eine die Leber belastende Wirkung.

Was ist die Ursache der Schuppenflechte?

Es ist anzunehmen, dass Fehlernährung mit überwiegend tierischen Fetten und damit verbundenes Übergewicht den Krankheitsverlauf ungünstig beeinflusst.

Überernährung und insbesondere Übergewicht begünstigen sicherlich die Beschwerden. Bewusstes Ernährungsverhalten sowie der Abbau von überschüssigen Pfunden haben in vielen Fällen zur Besserung der Schuppenflechte beigetragen.

Ein hoher Anteil von tierischem Fett in Fleisch und Milchprodukten könnte für den Krankheitsprozess ebenso eine Rolle spielen. In wissenschaftlichen Studien wurden in der Haut von Psoriasispatienten große Mengen von so genannten Leukotrienen (entzündungsfördernde Substanzen) gefunden, die der Körper aus Arachidonsäure herstellt (Arachidonsäure kommt ausschließlich in tierischem Fett vor). Deshalb befürworten manche Ernährungsexperten bei Psoriasis eine Therapie mit Fischöl, das Eicosapentaensäure (EPA) enthält, eine Substanz, die die Leukotrienproduktion beziehungsweise die Entzündungsneigung hemmt. Schließlich gibt es überzeugte Anhänger der Theorie, dass eine individuelle Nahrungsmittelallergie die Wurzel allen Übels und unter anderem auch für die Schuppenflechte verantwortlich ist.

Eine ausgewogene Ernährung kann den Verlauf der Psoriasisattacken günstiger gestalten. Manche Ärzte raten ihren Patienten vor allem dazu, viel Fisch zu essen, da das Fischöl eine Substanz enthält, die entzündungshemmend wirkt.

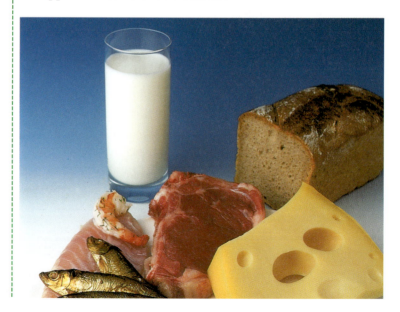

Auslöser der Schuppenflechte

Unabhängig davon, zu welcher Ursachentheorie man neigt, scheinen auslösende Reizfaktoren (Triggerfaktoren) für die Schuppenflechte von großer Bedeutung zu sein. Man kennt einige dieser Reizfaktoren, die allein oder in Kombination zum Ausbruch der Schuppenflechte beitragen können, wenn eine Veranlagung zu Psoriasis bekannt ist.

Mechanischer Hautreiz

Psoriatische Hautveränderungen, die nach einer mechanischen Reizwirkung auftreten, werden in der Medizin als Koebner-Phänomen bezeichnet. Sie können durch jede Art Hautschaden entstehen. Druck, Verletzungen, chronischer Hautstress und Textilien sind mögliche Auslösefaktoren und typische Kennzeichen der Schuppenflechte.

Hautverletzung

Fleischwunden, aufgekratzte Haut und chirurgische Wunden, aber auch Verbrennungen und Verbrühungen, sogar eine einfache Impfung führen zu Hautreizungen, die auslösend für eine Schuppenflechte sein können.

Hautbelastung

Schon das Tragen einer Armbanduhr kann als Auslösereiz genügen. Meist sind beruflich stark beanspruchte Hautpartien besonders betroffen: Hände, Handrücken und Unterarme. Häufiges Waschen stellt eine ständige mechanische Belastung der Haut dar. Auch in Hautfalten kann es zu Hautreizungen kommen, die eine Psoriasis begünstigen. An solchen Stellen bilden sich dann rötliche Flecken, Bläschen, Schuppungen und Krusten, die leicht einreißen und schmerzen können. Mögliche Kontaktallergien oder Pilzinfektionen sollten jedoch vom Hautarzt ausgeschlossen werden. Gelegentlich ist eine eindeutige

Schon kleine Verletzungen und geringe mechanische Belastungen (Druck, Reibung) der Haut können Reizfaktoren sein, die zu einer Psoriasisattacke führen. Sie sind aber nur Auslöser, nicht eigentliche Ursache der Krankheit.

Was ist die Ursache der Schuppenflechte?

Diagnose schwer abzugeben – außer im Fall zu intensiver Hautpflege. Statt entfettender Mittel werden rückfettende Seifen, Ölbäder, spezielle Hautschutzsalben oder das Tragen von Gummi- und Arbeitshandschuhen empfohlen.

Kleidung

Für Menschen, die unter Schuppenflechte leiden oder eine Veranlagung dazu haben, ist leichte, lockere Kleidung aus glatten Naturfasern günstiger als enganliegende Textilien aus synthetischen Fasern oder aus Schafwolle.

Textilien aus glatten Naturstoffen sind bei Veranlagung zu Psoriasis besser geeignet als synthetische Kleidungsstoffe. Sie sollten Schweißbildung und Hautatmung ermöglichen. Empfehlenswert sind Baumwolle, Leinen und Seide – Schafwolle kann auf bereits erkrankter Haut zu Reizungen führen. Auch enge Kleidung ist zu vermeiden, sie gilt als Stressfaktor für die Haut.

Infektionskrankheiten

Neben psychischem Stress gelten Infektionen als wichtigste Triggerfaktoren der Schuppenflechte.

Bakterielle Infektion

Halserkrankungen wie bakterielle Angina beziehungsweise Rachenmandelentzündung (Tonsillitis) können akute psoriatische Hautreaktionen provozieren. Einer englischen Studie zufolge hatten zwei von fünf Kindern, die an tropfenförmiger Schuppenflechte erkrankt waren, vor der Hauterkrankung eine Streptokokkeninfektion im Halsbereich durchgemacht. Noch während der Infektion kann eine akute Psoriasiserkrankung auftreten, die den ganzen Körper und sogar das Gesicht befällt (akut-exanthematische Form). Antibiotika beeinflussen den Krankheitsverlauf in der Regel günstig und beschleunigen die Abheilung. Ist die Infektion überstanden, bilden sich häufig die Hautveränderungen spontan und rasch zurück. Eine aggressive Behandlung ist deshalb nicht zu empfehlen. Stattdessen haben sich abschuppende Cremes, Salizylsäure und Bestrahlung mit UV-Licht therapeutisch bewährt.

Virusinfektion

Bekannte infektiöse Psoriasis-Triggerfaktoren sind auch Virusinfekte wie beispielsweise Windpocken, Röteln oder Masern bei Kindern sowie Gürtelrose bei Erwachsenen. Man hat festgestellt, dass bis zu fünf Prozent der mit dem Immunschwächevirus HIV (AIDS) Infizierten oft an schwer behandelbarer Psoriasis leiden – häufig sind dies untypische Formen der Psoriasis (Psoriasis palmaris et plantaris, Psoriasis inversa).

Psyche und Stress

Man geht davon aus, dass bei über der Hälfte aller Schuppenflechtepatienten psychischer Stress den Ausbruch der Hauterkrankung verursacht.

Zahlreiche aussagekräftige Studien weisen nach, dass bei sehr vielen Menschen Psoriasis zum ersten Mal dann auftritt, wenn stressbelastete Ereignisse oder Lebensabschnitte vorausgegangen sind. Aus den Ergebnissen dieser Studien ist ein Zusammenhang zwischen Belastung durch Stress und akuten Krankheitsschüben erkennbar.

Stress hat viele Ursachen:
* Physischer Stress: Krankheit, Unfälle, eine Operation, Erschöpfungszustände oder eine chronische Erkrankung wie Asthma oder Diabetes
* Mentaler Stress: Arbeit und Beruf, Schule, Verantwortungsdruck oder Vertrauensverlust
* Emotionaler Stress: Beziehungsprobleme, Liebeskummer, Familienstreitigkeiten, Krankheit oder Tod eines nahestehenden Menschen

Es ist jedoch nicht nur die Psyche, die derartige Wirkungen provoziert. Die Wissenschaft kennt auch körperliche Reaktionen auf psychische Impulse, die vom Nervensystem weitergeleitet und vom Körper verarbeitet werden: Unter Stress verändern sich die Aktivität des zentralen Nervensystems, die Höhe

Neben Infektionen sind psychische Einflüsse maßgeblich an der Auslösung der Hauterscheinungen beteiligt. Stärkere psychische Belastungen rufen in der Folge häufig heftige Krankheitsschübe hervor.

Was ist die Ursache der Schuppenflechte?

des Blutdrucks, die Herzfrequenz, die Immunabwehr, die Darmtätigkeit und das Hormongleichgewicht. Wenn es uns schlecht geht, wenn wir unglücklich sind, haben wir keinen Appetit, bewegen uns wenig oder sehen keinen Ausweg aus unseren Problemen. Das schwächt den Körper, macht uns müde, verletzbar und anfällig für Krankheiten.

Arzneimittel und Alkohol

Neben einigen Arzneimitteln ist es besonders der regelmäßige Alkoholkonsum, der Menschen, die unter Schuppenflechte leiden, zu schaffen macht. Er fördert nicht nur akute Krankheitsausbrüche, sondern schädigt auf Dauer vor allem die Leber, was das Erkrankungsrisiko noch weiter erhöht.

Eine Schuppenflechte kann auch dann auftreten, wenn Arzneimittel eingenommen werden. Bestimmte Medikamente können die Krankheit verschlimmern oder nach einem längeren krankheitsfreien Intervall einen erneuten Krankheitsschub hervorrufen. Für einige Substanzen ist ein Zusammenhang zwischen ihrer Einnahme und der Aktivierung der Psoriasis bekannt.

ACE-Hemmer

ACE (angiotensin converting enzyme)-Hemmer werden bei Herz-Kreislauf-Erkrankungen eingesetzt. Sie beeinflussen den Leberstoffwechsel und können einen Ausbruch der Psoriasis provozieren oder Hauterscheinungen verschlimmern.

Alkohol

Von regelmäßigem Alkoholkonsum muss Psoriatikern dringend abgeraten werden, denn der negative Einfluss des Alkohols auf den Krankheitsverlauf ist hinlänglich bekannt. Dazu kommt seine leberschädigende Wirkung, die die Krankheitswahrscheinlichkeit zusätzlich erhöht. Gegen ein Glas Wein ab und zu ist jedoch nichts einzuwenden. Es ist klar, dass der psychische Druck, den die sichtbaren Hautprobleme verursachen, für die Betroffenen ein großes Problem darstellt. Werden die Schwierigkeiten jedoch mit Alkohol bekämpft, führt dies nur zu Krankheitsverschlechterung und Depressionen.

Medikamente als Auslöser

Betablocker
Vor allem bei jüngeren Patienten, die beispielsweise wegen einer Bluthochdruckerkrankung Betablocker einnehmen, besteht die Gefahr, dass sich eine Psoriasis verschlechtert oder reaktiviert.

Lithium
Wird zur Behandlung psychischer Erkrankungen verordnet.

Malariamittel
Sie werden zur Vorbeugung einer Malariaerkrankung eingenommen. Wer unter Psoriasis leidet, kann nach Beratung mit dem Arzt auf andere Substanzen ausweichen.

Nichtsteroidale Antiphlogistika
Solche entzündungs- und schmerzhemmenden Mittel werden auch zur Behandlung von psoriatischen Gelenkentzündungen eingesetzt. Durch ihre Einnahme können sich psoriatische Hautveränderungen verschlechtern.

Wer als Psoriatiker die hier genannten Medikamente einnimmt, sollte sich dringend mit seinem Hausarzt über Ausweichpräparate beraten. In nahezu allen Fällen sind Alternativen möglich.

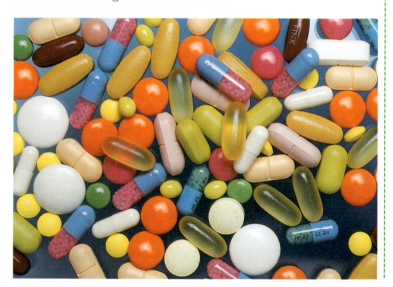

Es gibt eine Reihe Arzneimittel, von denen bekannt ist, dass sie Psoriasisattacken auslösen können. In vielen Fällen kann ein Ersatzpräparat Abhilfe schaffen.

Was ist die Ursache der Schuppenflechte?

Mögliche Auslöser einer Psoriasiserkrankung sind:
* *Alkohol*
* *Arzneimittel (Betablocker, ACE-Hemmer, Lithium)*
* *Hormonschwankungen (Schwangerschaft, Wechseljahre)*
* *Infektionen (Bakterien, Viren, Pilze)*

Klima und Sonnenlicht

Unterschiedliche klimatische Bedingungen, Jahreszeiten und Wetterlagen können die Schuppenflechte beeinflussen. Die Erkrankung verschlechtert sich häufig bei Kälte und niedriger Luftfeuchte, bessert sich jedoch bei warmem Klima. Krankheitsausbrüche häufen sich im Frühling und Herbst. Sonnenstrahlung ist vor allem in Verbindung mit Schwimmen in Süß- oder Salzwasser empfehlenswert. Wasseranwendungen allein beeinflussen die Krankheit kaum. Die richtige Dauer von ultravioletter (UV-)Strahlung beziehungsweise Sonnenstrahlung ist für jeden Patienten unterschiedlich, feste Richtlinien gibt es dafür nicht. Normalerweise entfaltet UV-Strahlung bei Psoriasis heilende Wirkungen. Bei zu viel UV-Strahlung auf einmal (Psoriasis nach Sonnenbrand) wird gelegentlich eine Verschlechterung der Erkrankung beobachtet.

Leben mit der Schuppenflechte

Ununterbrochen haben wir ein Schönheitsideal vor Augen, das uns perfekte Modelle vorführen. Makellose, jugendlich straffe Haut lächelt uns von fast jedem Plakat und auf unzähligen Zeitschriftentiteln entgegen.

Und auch wenn Sie selbst wissen, dass Schuppenflechte nicht ansteckend ist, müssen es Ihre Mitmenschen nicht unbedingt auch wissen. Dennoch haben Sie langsam genug davon, ständig Vorträge halten zu müssen, dass Sie weder schmutzig sind noch an ansteckendem Aussatz leiden.

Was können Sie tun, um verstanden zu werden? Nicht mehr das Haus verlassen? Nicht mehr zum Baden gehen? Handschuhe tragen, wenn Sie im Supermarkt das Wechselgeld in die Hand gezählt bekommen? Sich die Haare selbst schneiden? Der Weg in Ausgrenzung, Depression und Selbstwertverlust scheint vorprogrammiert. Doch das muss nicht sein, denn es gibt vieles, was Sie für Ihre Haut tun können.

Mit der Krankheit umgehen

Was tut mir gut, was schadet mir?

Wer an Schuppenflechte leidet, sollte versuchen herauszufinden, was ihm gut tut und was ihm schadet. Vielleicht vertragen Sie ein bestimmtes Parfüm nicht, eine Handlotion, gewisse Nahrungsmittel, Pollen oder Zigarettenrauch.

Auch könnten bei Schuppenflechte seelisch oder emotional belastende Ereignisse den Zustand der Haut verschlechtern. Manche Menschen verlieren die Fassung, sie geraten außer sich und toben, wenn sie in unkontrollierbare Situationen geraten. Bei anderen Menschen, die sich nicht auf diese Art Luft machen können, reagiert stattdessen die Haut unangenehm auf solche Belastungen.

Wenn Sie die Substanzen, Vorgänge und Ereignisse kennen, auf die Ihre Haut besonders empfindlich reagiert, ist es das Beste, diese Reizfaktoren zu vermeiden. Das ist sicher nicht einfach, aber wenn Sie erkannt haben, worauf Ihre Haut unangenehm reagiert, werden Sie auch Möglichkeiten finden, besser damit umzugehen.

Beobachten Sie, auf welche Reize und Belastungen Ihre Haut mit Krankheitsschüben reagiert. Versuchen Sie, diese Reizfaktoren und Belastungssituationen weitgehend zu vermeiden. Vor allem: Sorgen Sie für ein ausgeglichenes Verhältnis von Anforderung und Entspannung sowohl im körperlichen als auch im seelischen Bereich.

Strategien gegen Stress

✳ Anti-Stress-Liste: Schreiben Sie sich wichtige Dinge immer auf – z.B. in einen Terminkalender. Wichtiges nicht zu vergessen, führt zu einem stressfreieren Tagesablauf.

✳ Anti-Stress-Planung: Denken Sie beängstigende Situationen vorher durch. So können Sie in Ruhe mögliche Lösungen ins Auge fassen und sind dann dem aktuellen Ereignis besser gewachsen.

✳ Anti-Überforderung: Muten Sie sich nicht zu viel zu. Niemand kann alles allein tun. Setzen Sie Prioritäten! Beschränken Sie sich auf das Wesentliche.

✳ Kopf-frei-Zeit: Verbringen Sie jeden Tag ein wenig Zeit unter freiem Himmel. Auch ein nur kurzer Spaziergang ums Haus reicht dazu schon aus.

Was ist die Ursache der Schuppenflechte?

✳ Augen-auf-Zeit: Schauen Sie sich bewußt Ihre Umgebung an: Himmel, Bäume im Wind, Blumen, spielende Kinder, Menschen, die an Ihnen vorbeigehen.

✳ Ein-guter-Freund: Vertrauen Sie Ihre Gefühle einem guten Freund oder einer guten Freundin an – oder schreiben Sie sie auf. In gar keinem Fall sollten Sie negative Gefühlsenergie in sich hineinfressen!

Hautkontakte

Gehen Sie sorgsam mit allem um, was mit Ihrer Haut in Berührung kommt. Nicht alles, was normaler Haut durchaus gut tut, ist für Menschen geeignet, die unter Schuppenflechte leiden. In vielen Fällen muss man erst Erfahrungen sammeln, um sich für geeignete Kosmetika oder Bekleidungsstücke zu entscheiden.

Jede Substanz, die mit Ihrer Haut in Berührung kommt, kann potentiell nützen oder schaden. Denken Sie daran, dass Ihre Haut bei jeder Art von Kontakt reagieren kann – also nicht nur, wenn Sie sich die Hände waschen, sondern auch, wenn Sie die Armbanduhr anlegen oder im Geschäft ein Kleid anprobieren.

Lesen Sie die Produktinformation, bevor Sie beispielsweise Seife, Deo, Shampoo, Kosmetik oder Rasierschaum einkaufen. Sie werden dann sehen, ob diese Produkte Substanzen enthalten, auf die Sie bereits empfindlich reagiert oder die Ihnen geholfen haben. So zeigen viele Menschen auf den Kosmetikgrundstoff Lanolin allergische Reaktionen – Zusatzstoffe wie Aloe vera und Salz vom Toten Meer wirken dagegen häufig wohltuend. Insgesamt bevorzugen heute sehr viele Men-

EMPFEHLENSWERTE INHALTSSTOFFE IN HAUTPFLEGEPRODUKTEN

✳ Cetylstearin	✳ Salz aus dem Toten Meer
✳ Flüssigparaffin	✳ Salz-, Mineralschlamm
✳ Glyzerin	✳ Schwefel
✳ Harnstoff	✳ Sojaöl
✳ Kochsalz	✳ Steinsalz-Sole
✳ Mineralöle	✳ Vaseline
✳ Salizylsäure	✳ Feuchtigkeitspflege

Individuelle Hautpflege

schen natürliche Pflege- und Kosmetikprodukte. Doch eine Garantie, dass diese Produkte frei von Inhaltsstoffen sind, auf die Sie empfindlich reagieren, gibt es nicht. Lassen Sie Ihren inneren »Hautdetektiv« entscheiden.

Badeöle und Feuchtigkeitscremes sollen eine Austrocknung der Haut verhindern. Am besten benutzen Sie unparfümierte Pflegeprodukte und vermeiden Detergenzien, die unter anderem in Schaumbädern enthalten sind. Es ist keine schlechte Idee, vor einem Vollbad oder einer Dusche ein feuchtigkeitserhaltendes Öl zu benutzen. Wasser allein wirkt zwar wohltuend, trocknet aber die Haut sehr aus. Ein paar Tropfen von Pflanzenextrakten – etwa Lavendel – sind als Zusatz zum Badeöl gut geeignet. Auch Mineralsalze oder Mineralschlamm aus dem Toten Meer können verwendet werden.

Empfehlenswerte Inhaltsstoffe in Produkten zur Hautpflege sind:
* *Aloe vera*
* *Flüssigparaffin*
* *Glyzerin*
* *Harnstoff*
* *Mineralöle*
* *Salizylsäure*
* *Salz aus dem Toten Meer*
* *Schwefel*
* *Sojaöl*
* *Vaseline*

Hände und Füße

Tragen Sie bei der Gartenarbeit, beim Hausputz und beim Geschirrspülen Handschuhe. Vermeiden Sie zu heißes Wasser. Tragen Sie unter Gummihandschuhen Baumwollhandschuhe. Empfehlenswert sind Baumwollsocken – vor allem in Gummistiefeln. Baumwolle schützt vor übermäßiger Schweißbildung. Damit die Füße atmen können, nur Lederschuhe tragen. Genügend Feuchtigkeitscreme für Hände und Füße benutzen.

Kopfhaar

Gewöhnliche Haarshampoos oder Shampoos gegen Schuppen sind für empfindliche Kopfhaut nicht geeignet. Besser sind Haarwaschmittel mit natürlichen Inhaltsstoffen wie Althee-Blüten oder auf Hennabasis. Haarspülungen mit Pflanzenwirkstoffen kann man leicht selbst herstellen. Ärzte raten, dem Haar nicht zu viel Stress durch Färben, Lockenwickler oder Dauerwellen zuzumuten. Sicher gibt Ihnen Ihr Friseur gern Tipps für Ihre persönliche Haarpflege.

Was ist die Ursache der Schuppenflechte?

Textilien

Am besten sind Naturtextilien: Baumwolle, Leinen und Seide. Sie sind gut hautverträglich und behindern die Hautatmung nicht. Besonders wichtig ist dies bei Unter- und Bettwäsche. Synthetische Textilien können Schweißbildung und vermehrte Schuppung anregen. Bei Psoriasis der Kopfhaut kann man einen dünnen Schal um die Schultern tragen. Die Schuppen lassen sich dann leicht ausschütteln. Schmuck, Uhren oder andere am Körper getragene Metallgegenstände sollte man mit einem hypoallergenen Anstrich versehen – fragen Sie Ihren Apotheker. Uhren mit Lederarmbändern tragen sich angenehm und sind nur gering risikobelastet.

Wenn es Ihnen gelingt, sich nicht ständig mit Ihrem Hautzustand zu beschäftigen, werden es andere auch nicht tun. Denn mit Ihrem Verhalten schaffen Sie die Person, die Ihre Mitmenschen wahrnehmen.

Beziehungen

Es muss nicht sein, dass andere sofort sehen, dass Ihre Haut rot, schuppig und rau ist. Wer an Schuppenflechte leidet, sollte Wege finden, solche Ängste zu beherrschen und sich dadurch sein Selbstwertgefühl nicht untergraben zu lassen.

Wenn Sie lernen, ganz selbstverständlich mit Ihrer Krankheit umzugehen, werden Sie überrascht sein, dass andere Ihre Hautveränderungen kaum wahrnehmen. Suchen Sie Kontakte, ergreifen Sie die Initiative und nehmen Sie aktiv am Leben teil. Denken Sie immer daran, dass die Flucht in Alkohol-, Zigaretten- und Drogenkonsum das Krankheitsbild nur noch verschlechtert und auf lange Sicht Ihre Gesundheit und Ihr Wohlbefinden untergräbt.

Rechte Seite: Aktiv sein, sich wohl fühlen – auch so kann man kleine Beeinträchtigungen bewusst ausgleichen und überspielen.

Positivstrategien

* Achten Sie auf Ihr Äußeres. Bevorzugen Sie Farben und Stoffe, in denen Sie sich wohlfühlen.
* Pflegen Sie Interessen und Hobbys: Werden Sie selbst aktiv!
* Lassen Sie nicht zu, dass makellose Haut zu Ihrem einzigen Lebenszweck wird.

Erfolgreich im Leben stehen

* Teilen Sie Ihre Erfahrungen mit anderen.
* Lächeln verändert die Welt! Lächeln Sie sich an, wenn sie sich im Spiegel betrachten – Sie werden überrascht sein, wie schnell sich Ihre Stimmung bessert.

Berufswahl und Beruf

Schuppenflechte kann die berufliche Entwicklung eines Menschen einschränken oder sogar erheblich behindern. Dies muss aber nicht zwangsläufig so sein. Es gibt viele Beispiele von Menschen, die trotz ihrer Hauterkrankung erfolgreich im Beruf sind. Nur beiläufig erfährt man, dass berühmte Schauspieler, Tänzer oder Spitzensportler an Schuppenflechte leiden und sich dennoch im Leben behaupten.

Die Psoriasis verläuft unberechenbar und kann genetisch nicht zuverlässig vorhergesagt werden. Daher spricht nichts dage-

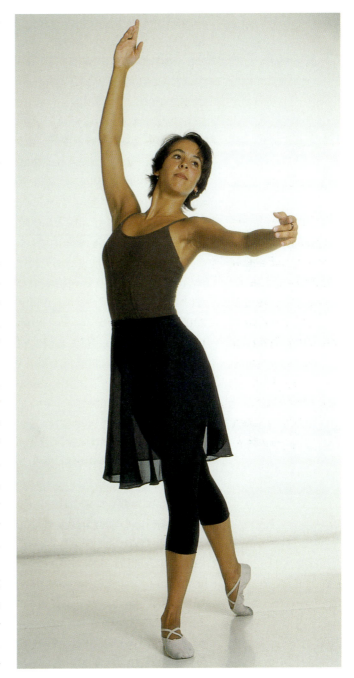

Was ist die Ursache der Schuppenflechte?

Bei der Berufswahl sollten Menschen, die an Schuppenflechte erkrankt sind, beachten, dass es einige Einschränkungen gibt. Tätigkeiten, die mit einer stärkeren mechanischen oder chemischen Belastung der Haut verbunden sind, sollten gemieden werden.

gen, trotz der Krankheit einen Beruf zu wählen, der den persönlichen Neigungen, Begabungen, Fähigkeiten und Interessen entspricht. Außerdem sind junge Psoriasispatienten durch ihre Krankheit weniger eingeschränkt als Patienten mit Neurodermitis, die ständig mit drohenden Allergiereaktionen bei Hautkontakten leben müssen.

Allerdings gibt es zwei grundsätzliche Einschränkungen, die an Schuppenflechte Erkrankte bei der Wahl ihres Berufes beachten sollten:

✳ Starke mechanische Belastungen der Haut sollten unbedingt vermieden werden.

✳ Öffentlichkeitsbezogene Berufe, die mit engem Kontakt zu anderen Menschen verbunden sind, sind möglicherweise nicht die beste Wahl.

Bei etwa 95 Prozent der Schuppenflechtepatienten gibt es keine Einschränkungen bei der Berufswahl. Sollten dennoch Zweifel bestehen, kann eine Beratung mit dem Haus- oder Hautarzt weiterhelfen.

Schuppenflechte bei Kindern

Glücklicherweise tritt die Schuppenflechte nur sehr selten im Kleinkindalter auf. Erst Schulkinder und junge Erwachsene müssen sich mit dieser Hauterkrankung auseinandersetzen.

Am wichtigsten ist, dass Kinder über ihre Krankheit informiert sind. Erklären Sie dem kleinen Patienten so gut Sie können, was bei Psoriasis im Körper vor sich geht, wie die Krankheit verlaufen kann und wie die Hautveränderungen das Leben des Kindes beeinflussen können. Erwähnen Sie auch, dass es die verschiedensten Behandlungsmöglichkeiten gibt, diese jedoch stets sehr viel Geduld erfordern. Machen Sie Mut, wenn eine Behandlung erfolglos bleibt und geben Sie dem Kind das

Gefühl, dass es mit seiner Erkrankung nicht allein ist. Dabei können Kontakte, Brieffreundschaften und Erfahrungsaustausch mit anderen betroffenen Kindern sehr hilfreich sein. Ermutigen Sie das Kind, über seine Gefühle und seine Krankheit zu sprechen. Achten Sie aber unbedingt darauf, dass das Kind sich nicht missverstanden und ungeliebt fühlt. Pflegen Sie den physischen Kontakt, scheuen Sie sich nicht vor Berührungen und zeigen Sie dem Kind, dass es geliebt wird. Vermeiden Sie aber jede übertriebene Zuwendung sowie übertriebenes Mitleid.

Informieren Sie die Kontaktpersonen, mit denen das Kind ständig umgeht, über die Art der Hauterkrankung, aber nur mit dem Einverständnis des Patienten. Lehrer haben die Möglichkeit vermittelnd einzugreifen, wenn das Kind in eine diskriminierende Situation gerät.

So schaffen Sie Linderung

Juckreiz kann gerade bei Kindern ein Problem sein. Schneiden Sie dem Kind die Fingernägel kurz und raten Sie ihm, juckende Stellen lieber zu reiben als zu kratzen. Psoriasisherde können über Nacht mit Kleidung oder Bandagen geschützt werden. Wenden Sie niemals Gewalt an, um etwas zu erreichen.

Ist die Schuppenflechte sehr ausgeprägt, dann benötigen an Psoriasis erkrankte Kinder mehr Schlaf als gesunde; durch ausreichend Schlaf wird der durch die Krankheit erhöhte Wärme- und Energieverlust wieder ausgeglichen.

Versuchen Sie, dem Kind Entspannungstechniken beizubringen und es zu einem selbstverantwortlichen Umgang mit der eigenen Haut anzuleiten. Unter Umständen kann in manchen Fällen auch eine psychotherapeutische Behandlung sinnvoll sein – eine solche Maßnahme sollte man aber erst ab dem zehnten bzw. zwölften Lebensjahr in Erwägung ziehen.

Kinder, die an Psoriasis erkrankt sind, müssen unbedingt ausreichenden Schlaf haben. Sonst werden die Hauterscheinungen zur Qual. Bei kleineren Kindern können Schreien und Reizbarkeit Signale dafür sein, dass ihnen Schlaf fehlt.

Therapieformen der Schuppenflechte

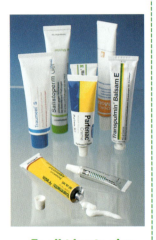

Weil die Ursachen der Schuppenflechte bisher unbekannt sind, wird in der Medizin diese Hauterkrankung als nicht heilbar angesehen. Therapiestrategien können sich deshalb auch nicht an der Heilung von Ursachen orientieren, sondern müssen versuchen, Symptome zu unterdrücken oder so gut es geht zu verbessern. Die Schulmedizin bietet äußerliche (topische) und innerliche (systemische) Behandlungen der Erkrankung sowie verschiedene Lichttherapien an.

Es gibt heute eine ganze Reihe von hochwirksamen Salben und Präparaten, mit denen Schuppenflechte erfolgreich gelindert und Hauterscheinungen gemildert werden können.

Die topischen Therapien setzen Cremes, Salben, Pasten und Lotionen ein, die äußerlich, also direkt auf die Haut, aufgetragen werden. Dabei können allerdings unangenehme Nebeneffekte wie Geruch oder Verfärbungen und eine recht umständliche Anwendung gelegentlich Schwierigkeiten bereiten. Zudem kommt es bei dieser Methode in manchen Fällen nur zu begrenzten Therapieeffekten.

Die innerliche Behandlung der Schuppenflechte wird mit Tabletten zum Einnehmen (oral) oder mit Injektionen durchgeführt. Dabei werden meist stark wirksame Arzneimittel eingesetzt, die den Stoffwechsel des gesamten Körpers – nicht nur allein der Haut – beeinflussen und häufig auch ein erhöhtes Nebenwirkungsrisiko besitzen.

Die wichtigsten Ziele der innerlichen Therapie sind sowohl die Entzündungshemmung als auch eine Verringerung der Geschwindigkeit der Zellproduktion.

Alternative Therapien

Daneben gibt es auch noch eine große Anzahl alternativer Therapieansätze, die ein wesentlich geringeres Nebenwirkungsrisiko aufweisen; allerdings ist ihre Wirksamkeit in den meisten Fällen wissenschaftlich nicht gesichert. Zudem verlangen Alternativtherapien vom Patienten viel Geduld, Eigeninitiative und Selbstvertrauen.

Das Angebot der Alternativtherapien umfasst unter anderem Ernährungs-, Klima-, Psycho-, Hypnotherapien sowie Meditation und Entspannungstechniken, Homöopathie und Pflanzenmedizin (Phytotherapie).

Um die richtige Therapieform zu wählen, sollten sich an Schuppenflechte Erkrankte vorher mit einem Hautarzt Ihres Vertrauens über die ganz persönliche Vorgehensweise beraten. Neben den unzähligen wirkungsvollen medizinischen Behandlungsarten stehen auch zahlreiche naturheilkundliche Therapiemöglichkeiten zur Verfügung, die entsprechend Verlauf und Schwere der Erkrankung vielfach mit Erfolg als Zusatzbehandlung eingesetzt werden können.

Oft erweist es sich als besonders wirksam, wenn die medikamentöse Behandlung durch alternative Therapieformen ergänzt bzw. unterstützt wird. Eine ausgewogene Ernährung, Entspannungstechniken und Klimakuren können zur Linderung der Beschwerden beitragen.

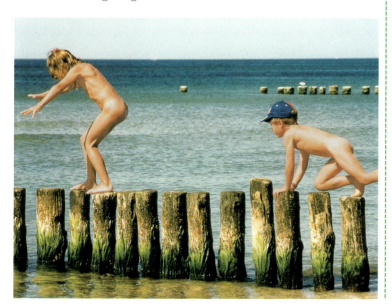

Das Herumtollen an frischer, sauberer Luft ist besonders für Kinder äußerst günstig. Unter diesen Bedingungen verschwinden die Hauterscheinungen oft ganz, und die kleinen Patienten sind für längere Zeit beschwerdefrei.

Therapieformen der Schuppenflechte

Dem Facharzt für Dermatologie stehen zahlreiche moderne Diagnoseverfahren und -techniken zur Verfügung, um Form und Schwere der Erkrankung abzuklären. Erst auf Grundlage einer gesicherten Diagnose kann die wirksamste Behandlungsstrategie gewählt werden.

Beim Hautarzt

Vor der Behandlung steht die Diagnose. Nicht alles, was schuppt, ist auch Schuppenflechte. Vor allem zu Beginn der Erkrankung können die Krankheitszeichen untypisch sein.

Der Arzt wird Ihre Haut untersuchen und die Lage bzw. Größe von Hautveränderungen in eine Art »Körperlandkarte« einzeichnen. Sie sollten dem Arzt sagen, unter welchen Beschwerden der Psoriasis Sie am meisten leiden, denn das ist für die Wahl der geeigneten Therapie von Bedeutung.

✻ Die Diagnose einer Schuppenflechte wird sich in der Regel auf Ihre Krankengeschichte und die Hautuntersuchung stützen.

✻ Ist die Diagnose unsicher, kann der Hautarzt auch eine feingewebliche Untersuchung (Biopsie) vorschlagen. Dazu wird nach örtlicher Betäubung aus einem Hautherd eine Gewebeprobe entnommen, die anschließend unter dem Mikroskop untersucht wird.

✻ Typische Veränderungen in der Blutbeschaffenheit, die mit Sicherheit auf eine Erkrankung an Schuppenflechte hinweisen, gibt es nicht. Dennoch ist es sinnvoll, eine laborchemische Blutuntersuchung durchführen zu lassen.

Häufige Fragen an den Haus- oder Hautarzt

✻ Ist Psoriasis ansteckend?
Nein. Psoriasis ist eine unbekannte Störung der Hautfunktion.
✻ Ist Psoriasis heilbar?
Bislang nicht.
✻ Kann man Psoriasis vorbeugen?
Das ist leider nicht möglich. Doch ist eine konsequent durchgeführte Therapie fast immer erfolgreich.
✻ Hat Psoriasis psychische Ursachen?
Nein. Aber die Krankheit verschlimmert sich unter Stress und bei psychischer Belastung.

Was kann eine Therapie?

✳ **Bei welchen Anzeichen sollte man zum Arzt gehen?**
Wenn die Anwendung der eigenen Mittel und Maßnahmen zu keiner deutlichen Besserung geführt haben oder sich das Krankheitsbild verschlechtert hat.

✳ **Wann kann mit einem Therapieerfolg gerechnet werden?**
Erfolge zeigen sich frühestens nach drei bis vier Wochen.

✳ **Wie lange soll eine Psoriasis behandelt werden?**
Bis ein zufriedenstellendes Ergebnis erreicht wird. Man geht von einer Behandlungsdauer von vier bis acht Wochen aus. Im Einzelfall kann auch eine längere Therapie notwendig sein.

✳ **Was unterscheidet Vitamin A von Vitamin-A-Säure?**
Vitamin A hat auf der Haut einen leicht pflegenden Effekt. Vitamin-A-Säure (Acitretin) ist eine chemisch veränderte Form des Vitamins. In Tablettenform wirkt es sehr gut gegen Psoriasis.

✳ **Darf man sich schminken?**
Ja. Möglichst hautfreundliche Make-ups benutzen und sich abends immer sorgfältig und sanft abschminken.

✳ **Kann eine Kosmetikerin bei Schuppenflechte helfen?**
Ja. Sie kann den Hauttyp bestimmen und Schönheitstipps geben oder Vorschläge zur kosmetischen Hautpflege machen.

Verschaffen Sie sich im Gespräch mit Ihrem Hautarzt Klarheit über Wesen und mögliche Auswirkungen der Schuppenflechte. Bedenken Sie aber auch, dass die von ihm vorgeschlagenen Behandlungsmethoden Geduld und Beharrlichkeit von Ihnen verlangen, wenn sich der Erfolg einstellen soll.

ZIELE DER KONVENTIONELLEN PSORIASISTHERAPIE

✳ Beseitigung von Symptomen und Krankheitserscheinungen
✳ Kurz- oder Langzeittherapie
✳ Abwägung von Therapienutzen und Nebenwirkungsrisiken
✳ Stabilisierung gebesserter und erscheinungsfreier Hautzustände
✳ Beseitigung, Kontrolle und Verhütung von Komplikationen bei schweren Formen der Psoriasis
✳ Wiederherstellung der Arbeitsfähigkeit (Rehabilitation)

Medizinische Therapie

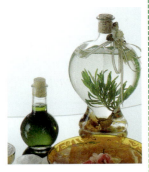

Die Medizin verfügt derzeit über zahlreiche Arzneimittel, deren antipsoriatische Wirksamkeit nachgewiesen ist. Diagnose und Führung der Therapie sollte man in jedem Fall einem Facharzt für Hautkrankheiten überlassen. In Zusammenarbeit mit ihm kann geklärt werden, von wem und wo eine Behandlung durchgeführt werden sollte.

Die Behandlung mit Lotionen, Salben und Badezusätzen bildet das Herzstück der Behandlung aller Formen der Schuppenflechte.

Äußerliche Behandlung

Die Behandlung mit Cremes, Salben, Lotionen und Schüttelmixturen ist die am häufigsten angewendete Therapieform bei Schuppenflechte.

Salben und Cremes gibt es als Fertigarzneimittel in der Apotheke oder sie werden nach den Vorgaben des Arztes speziell für Sie vom Apotheker gemischt. Die Salbenbehandlungen werden vom Patienten selbst zu Hause durchgeführt. Werden die Mittel richtig eingesetzt, können damit überraschende Behandlungserfolge erzielt werden.

Salben für Psoriasishaut
* Öl-in-Wasser-Emulsion (z. B. Lotion) – Konsistenz: cremig
* Wasser-in-Öl-Emulsion (z. B. Salbe, Creme) – Konsistenz: fettig
* Vaseline (Paraffingemisch) – Konsistenz: sehr fettig
* Wirkstoffe: Salizylsäure, Harnstoff, Kochsalz, Resorzin, Dithranol, Teer, Glukokortikoide

Behandlungsmethoden

Kleine Salbenkunde

Grundsätzlich muss beachtet werden, dass Salben unterschiedlich angewendet werden. Das hängt davon ab, ob es sich um Salben mit oder ohne Wirkstoff handelt. Pflegesalben ohne Wirkstoff können nach Bedarf mehrmals täglich für gesunde wie kranke Haut benutzt werden. Nebenwirkungen sind bei diesen Salben eher unwahrscheinlich.

Es ist empfehlenswert, vor der Salbenbehandlung ein Bad zu nehmen oder in die Sauna zu gehen. Suchen Sie sich eine Sauna, die Besucher mit Hautkrankheiten akzeptiert, oder beraten Sie sich mit Ihrem Arzt. Manche Patienten schwören auf spezielle Badezusätze, klares Wasser ist aber ausreichend.

Bei Verwendung von wirkstoffhaltigen Salben sollte man sich immer strikt an die Gebrauchsinformationen beziehungsweise die ärztliche Anordnung halten – dies ist eine wichtige Verhaltensregel zum Schutz vor unerwünschten Effekten! Manche Wirkstoffe machen die Haut lichtempfindlicher, andere Substanzen färben stark ab und wieder andere dürfen nicht mit Schleimhäuten (Mund, Nase, Augen) in Berührung kommen. Nur die befallenen Hautbezirke sollen von der Salbe dünn bedeckt sein.

Am besten massiert man die Salbe mit einer weichen Kinderzahnbürste ein. Sie sollten auf jeden Fall wissen, welche Wirkstoffe in den von Ihnen benutzten Salben enthalten sind. Notieren Sie sich alle Informationen auf den Rezepten über Substanzen und Konzentrationen. Auf

Bei der Salbenbehandlung ist es wichtig, die ärztlichen Anordnungen genauestens zu befolgen und die Gebrauchsinformationen der Produkthersteller zu beachten.

Es ist empfehlenswert, die Haut vor der Salbenbehandlung durch ein Bad zu reinigen.

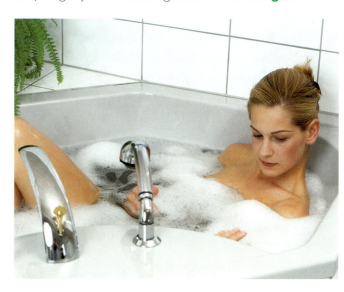

Medizinische Therapie

diese Weise können Sie wirksame und verträgliche Wirkstoffe und Wirkstoffmengen oder unverträgliche Substanzen besser identifizieren. Salben sollten kühl und lichtgeschützt aufbewahrt werden. Heben Sie aber auf keinen Fall alte Salben auf, denn sie könnten unwirksam oder sogar hautreizend sein.

Wirkstoffe zur Entschuppung

Vor der Behandlung mit Wirkstoffen, die auf die Auslöser der Schuppenflechte zielen, empfiehlt es sich in jedem Fall, die Hautschuppen durch geeignete Maßnahmen aufzuweichen und zu entfernen. Harnstoff und Öl in Verbindung mit Salizylsäure haben eine entschuppende Wirkung.

Als erste Therapiemaßnahme sollte eine Schuppenablösung auf den Psoriasisherden durchgeführt werden. Dicke Schuppungen können das Eindringen von Wirkstoffen in die tieferen entzündlich veränderten Hautschichten verhindern. Zur Entschuppung eignen sich vor allem Salizylsäure, Harnstoff und Kochsalz. Der Therapieeffekt von Wirkstoffsalben kann durch Abdeckung der Hautherde über Nacht verstärkt werden. Schuppenkrusten werden dadurch intensiver aufgeweicht und sind leichter zu entfernen.

Harnstoff

Dabei handelt es sich um ein körpereigenes Stoffwechselprodukt, das in Konzentrationen von 20 Prozent zu einem sanften schuppenablösenden Effekt führt. Harnstoff kann gelegentlich ein leichtes Brennen auf der Haut verursachen, vor allem wenn sie gereizt ist. Nebenwirkungen sind nicht bekannt. Manche Patienten verwenden mit großem Erfolg den eigenen Urin.

Ölkappe

Am behaarten Kopf hat sich die Schuppenablösung mit Hilfe einer Ölkappe bewährt: Fünf bis zehn Prozent Salizylsäure in Olivenöl werden auf den Kopfboden aufgetragen und anschließend mit einer Gazehaube oder Badekappe bedeckt (am besten über Nacht anwenden). 3-, 5- oder 10-prozentige Salizylsäurezubereitungen können auch mit einer abwaschbaren Salbengrundlage in die Kopfhaut einmassiert werden.

Salizylsäure (Acidum salicylicum)

Sie wurde früher aus der Rinde von Weiden gewonnen. In Konzentrationen bis zu zwei Prozent können Schuppen entfernt werden. Bei höheren Konzentrationen quellen die Schuppen auf und sind dann leichter ablösbar. Für die mehrtägige Anwendung am Körper wird häufig Vaseline als Salbengrundlage bevorzugt. An Hand- und Fußsohlen, wo Schuppenauflagerungen deutlich dicker sein können, werden gelegentlich Salizylsäurekonzentrationen von mehr als zehn Prozent verwendet. Eine weitere Salbengrundlage ist die Bleipflastersalbe (10-%-Salizyl-Diachylon-Salbe). Hoch konzentrierte Salizylsäure darf bei großflächigen Hautherden und bei Kindern nur mit äußerster Vorsicht eingesetzt werden, weil die Salizylsäure über die Haut in den Organismus eindringen und zu schweren Nebenwirkungen führen kann. Nach einigen Tagen sollten Sie eine Therapiepause einlegen. Eine längere Ganzkörperbehandlung mit Salizylsäure ist nicht zu empfehlen.

Vorsicht! Hoch konzentrierte Salizylsäure darf zur Auflösung großflächiger Schuppenbereiche – vor allem bei Kindern – nur äußerst begrenzt und über kurze Dauer eingesetzt werden. Beraten Sie sich vor der Anwendung unbedingt mit Ihrem Hautarzt.

Salz

Kochsalz (Steinsalz oder Meersalz) oder Salz aus dem Toten Meer hat gleichfalls eine mild entschuppende Wirkung. Dem Badewasser wird das Salz in einer Konzentration von fünf Prozent oder höher zugesetzt. Ein sehr gut verträgliches Mittel zur Entschuppung der Haut ist die Kombination von 20 Prozent Harnstoff und 40 Prozent Kochsalz in einer geeigneten Salbengrundlage.

Schwefel

Schwefelsalben, -cremes und -lösungen wirken schuppenablösend, entzündungshemmend und bremsen Schuppenbildung und Talgproduktion der Haut. Die äußerliche Schwefelanwendung bei Psoriasis hat zwar eine lange Tradition, sie gilt heute aber als veraltet.

Medizinische Therapie

Dithranol

Dithranol – ein Wirkstoff des in Brasilien heimischen Ararobabaums – wird heute synthetisch erzeugt und zur Salbenherstellung bei der Psoriasistherapie verwendet. Die Substanz verlangsamt die Neubildung der Hautzellen und reguliert den Stoffwechsel der Haut.

Als Heilmittel wird Dithranol in Europa seit 1916 eingesetzt. Das heute synthetisch hergestellte Dithranol ist von dem Naturstoff Chrysarobin abgeleitet, der früher aus dem brasilianischen Goabaum (Araroba) gewonnen wurde. Das gelbe kristalline Pulver wird in einer Salbenzubereitung bei Psoriasis verabreicht. Der Wirkstoff hemmt die Zellteilung und bestimmte zelluläre Stoffwechselvorgänge. Die überschießende Verhornung hört auf und die Haut normalisiert sich. Untersuchungen haben gezeigt, dass Dithranol den Entzündungsprozess günstig beeinflusst.

In Hautkliniken wird Dithranol in Salben oder Pasten in Dosierungen bis zu zwei Prozent verwendet. Meist wird etwas Salizylsäure zugemischt, damit das Dithranol haltbar bleibt – es verliert an der Luft sehr schnell seine Wirkung. Unter genauer Beachtung der Verträglichkeit kann die Dosis schritt-

Dithranol. Das gelbe kristalline Pulver ist ein wesentlicher Bestandteil vieler Salbenzubereitungen, mit denen Schuppenflechte behandelt wird.

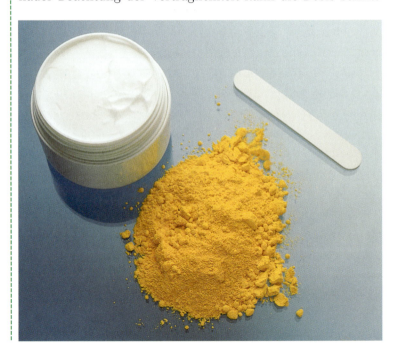

weise erhöht werden. Die Wirkstoffpaste oder Vaselinesalbe darf nur auf Schuppenflechteherde aufgetragen werden. Störende Begleiterscheinungen sind bräunliche Verfärbungen der umliegenden Haut und der Wäsche. Am besten tragen Sie alte Wäsche, wenn Sie Dithranol äußerlich anwenden. Da Dithranol in kranke Haut sehr viel rascher eindringen kann als in die gesunde Haut der Umgebung, wurden hautschonende Kurzzeittherapien mit Dithranol entwickelt.

Dithranol-Minutentherapie
Unter ärztlicher Anleitung und Kontrolle ist die Dithranol-Minutentherapie problemlos durchführbar. Das Dithranol wird morgens nach erfolgter Abschuppung auf die Psoriasisherde aufgetragen und bleibt dort je nach Verträglichkeit 10 bis 30 Minuten. Am besten stellen Sie die Zeit auf einem Küchenwecker ein. Anschließend werden die Salbenreste mit Zellstoff abgewischt und die Haut abgeduscht oder man nimmt ein Bad. Die behandelten Hautbezirke werden dann mit einer Pflegesalbe, die wenig Salizylsäure oder Harnstoff enthalten kann, eingecremt. Wenn stärkere Hautreizungen auftreten, sollten einige therapiefreie Tage eingeschoben und nur wirkstofffreie Salben benutzt werden. Stärkere Irritationen beruhigen sich meist nach Anwendung einer Zink-Schüttelmixtur, die Glukokortikoide enthält.

Die Dithranolkonzentrationen werden alle zwei bis drei Tage erhöht. Ist die maximale Wirkstoffkonzentration erreicht, folgt eine Therapiepause von ein bis zwei Tagen, die der Hautpflege gewidmet ist. Die zweite Therapiephase beginnt dann wieder mit niedrigen Dithranolkonzentrationen. Wendet man zwei bis drei derartige Therapiezyklen an, wird in der Regel eine monatelange Verbesserung der Hautveränderungen erreicht, wenn die befallenen Hautstellen weiterhin mit einer pflegenden Salbe eingecremt werden.

Die Dithranolminutentherapie ist unter ärztlicher Aufsicht problemlos durchzuführen. Je nach Verträglichkeit verbleibt der Wirkstoff für zehn bis 30 Minuten auf den befallenen Hautpartien. Nach einer anschließenden Reinigung wird die Haut mit einer pflegenden Creme versorgt.

Dithranol-on/off-Schema

Bei dieser Therapievariante sind sehr kurze Dithranoleinwirkzeiten von nur ein bis zwei Minuten ausreichend. Die Wirkstoffsalbe wird bei den Füßen beginnend an Beinen, Armen und am Körperstamm aufgetragen und von unten nach oben wieder abgewaschen. Das Abwischen der Salbenreste entfällt, ebenso die Verwendung von Seife oder pH-neutralen Syndets. Diese Therapie ist einfacher und hautfreundlicher als die Dithranol-Minutentherapie.

Dithranol-Niedrigdosistherapie

Die Wirkstoffkonzentration von Dithranol liegt hier bei 0,05 bis 0,1 Prozent. Mit Harnstoff gemischt verbessert sich die Hautdurchlässigkeit, was bewirkt, dass das Dithranol schneller in die Haut eindringen kann.

Kranke Hautbezirke, insbesondere flache und kaum entzündete Psoriasisherde, werden in der Regel ein- oder zweimal täglich eingerieben. Auf Grund der niedrigen Dosierung des Dithranols kann es jedoch bei Anwendung dieser Therapie länger dauern bis die Hauterscheinungen abgeheilt sind.

Dithranolkombinationen

Auch die Kombination der Dithranoltherapie mit einer Lichtbehandlung oder mit Teerbädern kann erfolgreich sein. Der Arzt muss aber Wirksamkeit und Verträglichkeit vorher sorgfältig austesten.

In der Hautklinik wird die Therapie mit Dithranol gelegentlich mit Teerbädern beziehungsweise ultraviolettem Licht kombiniert, um die Wirkung zu verstärken.

Nach einer erfolgreichen Behandlung können hellere oder dunklere Hautverfärbungen zurückbleiben. Sie sind aber nur vorübergehend und verschwinden bald wieder.

Bei sachkundiger Anwendung stellt diese Therapie mit Dithranolkombinationen keinerlei Gefahr für die Gesundheit dar – hier ist die ärztliche Kunst, vor allem im Hinblick auf maximale Wirkung und Kontrolle der Entzündungsaktivität gefragt. Gelegentliches Brennen im Psoriasisherd oder eine leich-

Weitere Wirkstoffe

te Rötung sind in den meisten Fällen harmlos. Die Therapie mit Dithranolkombinationen kann ohne Verlust der Wirksamkeit jederzeit von neuem begonnen werden.

Tioxolon

Tioxolon ist eine synthetisch hergestellte Substanz. Sie enthält Schwefel, ist farb- und geruchlos und wirkt schuppenablösend. Der Wirkstoff wird vor allem für die Behandlung der Kopfhaut empfohlen, sollte jedoch nicht länger als acht bis zehn Tage benutzt werden. Um überschießende Reaktionen zu vermeiden, ist eine ärztliche Kontrolle der Behandlung sinnvoll. Da Lichtstrahlung die Wirksamkeit von Tioxolon unberechenbar verstärken kann, muss Sonnenbestrahlung oder künstliche Bestrahlung unbedingt vermieden werden.

Neben der Behandlung mit dem hochwirksamen Tioxolon, die nur zeitlich befristet möglich ist, haben sich Präparate aus Teerölen bei der Schuppenflechtetherapie bewährt. Sie wirken entzündungshemmend und entschuppend.

Teere

Die Anwendungsgeschichte von Teer bei Hauterkrankungen ist jahrhundertealt und wurde bereits in den frühesten medizinischen Schriften nachgewiesen.

EINE KLASSISCHE MISCHUNG

Der römische Militärarzt Dioskurides (1. Jh. n. Chr.) notierte: »Aus dem Teer wird auch ein Teeröl hergestellt, indem das Wasserartige abgeschieden wird. Mit Gerstenmehl aufgestrichen, befördert es den Haarwuchs bei der Fuchskrankheit (Haarschwund).«

Teere sind Destillationsprodukte, die aus Holz oder Kohle gewonnen werden. Am bekanntesten sind der Steinkohlenteer und verschiedene Holzteere (Nadelholz-, Wacholder-, Birken-, Buchenholzteer). Teer ist ein Gemisch aus unzähligen Inhaltsstoffen, die bei der Schuppenflechte entzündungshemmend, entschuppend und gelegentlich auch hautverdünnend wirken.

Medizinische Therapie

Es ist noch immer nicht ganz klar, ob die Anwendung von Teerpräparaten die Entstehung von Hautkrebs begünstigt. Deshalb sollte auf eine großflächige Behandlung mit diesen Stoffen besser verzichtet werden. Feuchte und entzündete Formen der Schuppenflechte (Pusteln) dürfen auf keinen Fall mit Teer in Berührung kommen.

Wie es genau zu diesen günstigen Behandlungseffekten der Psoriasis mit Teer kommt, ist noch unklar.

In der Hautklinik wird Teer in Salben, Pasten und Schüttelmixturen in Konzentrationen von 10 bis 20 Prozent eingesetzt. Zur Nachbehandlung eignen sich Teerauszüge, die in weiche Salben eingearbeitet sind. Teerhaltige Haarwaschmittel lösen Schuppen ab, wirken juckreizstillend und hemmen Entzündungen auf der Kopfhaut.

KOKOSNUSS FÜRS HAAR

Diese Haarlotion enthält Steinkohlenteer, Salizylsäure und Schwefel gegen Schuppen, die in eine Grundlage aus Kokosnussöl (unguentum cocois) gemischt sind. Diese Haarlotion regelt die Feuchtigkeit der Haut: Das Kokosnussöl schmilzt bei Hauttemperatur und die Wirkstoffe gelangen vom Haar zu den betroffenen Stellen auf der Haut.

Teer ist in der Regel auf der Haut sehr gut verträglich. Die Nachteile sind sein starker Geruch und die Beschmutzung der Wäsche. Heute kann man Teer synthetisch gewinnen; diese Produkte färben nicht so stark und sind fast geruchsneutral.

Eine Behandlung mit Teer in Kombination mit ultravioletter Bestrahlung wird normalerweise nur unter klinisch kontrollierten Bedingungen durchgeführt.

Ob Teer die Entstehung von Hautkrebs fördert, ist nach wie vor ungeklärt. Auch wenn die Therapieerfahrung über Jahrzehnte gezeigt hat, dass keine erhöhte Krebshäufigkeit nach einer Behandlung mit Teer besteht, muss dieser Wirkstoff als potenziell krebserregend betrachtet werden. Von einer großflächigen Teerbehandlung der Haut ist in jedem Fall abzuraten. Auch bei feucht-entzündlichen und pustulösen Psoriasisformen dürfen Teere nicht eingesetzt werden.

Helfende Vitamine

Schieferöle

Die Therapie von Hauterkrankungen mit Schieferöl ist über hundert Jahre alt, wird aber heute kaum noch empfohlen. Natürlicher Ausgangsstoff für die Produktion von sulfoniertem Schieferöl, das therapeutisch eingesetzt werden kann, ist Ölschiefer. Aus stark schwefelhaltigem Schiefergestein wird bei hohen Temperaturen unter Luftausschluss ein dunkelbraunes Mineralöl (Schieferöl) mit charakteristischem Geruch gewonnen. Es wird gereinigt und destillativ aufbereitet, wobei helles und dunkles sulfoniertes Schieferöl entsteht. Vor allem helles Schieferöl, das äußerlich in Konzentrationen von 1 bis 20 Prozent eingesetzt wird, soll günstige Wirkungen auf die Schuppenflechte haben. Helle sulfonierte Schieferöle wirken vor allem antientzündlich, antibakteriell, antipsoriatisch, durchblutungsfördernd sowie gegen Juckreiz.

Nachteile der Behandlung sind, ähnlich wie bei den Teerprodukten, die unangenehme Geruchsentwicklung und die bräunlichen Verfärbungen von Haut und Wäsche.

Vitamin-D$_3$-Derivate

Durch Zufall entdeckte man, dass sich bei einem Patienten, der wegen Osteoporose mit Vitamin D$_3$ behandelt wurde, auch die bestehende Schuppenflechte besserte.

Vitamin D$_3$ ist ein Hormon, das in der Haut unter der Einwirkung von ultravioletter Strahlung gebildet wird. Dieses Hormon hemmt die Teilung und die Verhornung der Hautzellen. Signalstellen für diese »Umschaltung« der Zellen auf weniger Teilung sind Rezeptoren an den Zellen. Da sehr große Mengen an Vitamin-D$_3$-Tabletten eingenommen werden müssten, um überhaupt eine antipsoriatische Wirkung zu erzielen, suchte man nach Derivaten (verwandte Substanzen) von Vitamin D$_3$, die verwendet werden können, ohne massive Nebenwirkungen zu haben.

Eher durch Zufall wurde entdeckt, dass auch Vitamin-D$_3$-Präparate die Hauterscheinungen wesentlich gemildert werden können. Noch ist man sich aber über mögliche Nebenwirkungen der bisher zur Verfügung stehenden Medikamente nicht im Klaren. Bei dem neuen Derivat Calcipotriol sind Nebenwirkungen bislang nicht bekannt.

Medizinische Therapie

Calcipotriol, das in Salben und Cremes zur Verfügung steht, ist ein solches Derivat, das mit großem Erfolg bei Schuppenflechte angewendet wird – vor allem bei leichter bis mittelschwerer chronischer Rundherdpsoriasis.

Salbe oder Creme mit 0,05 Milligramm Calcipotriol pro Gramm Salbe wird zweimal täglich auf befallene Hautstellen aufgetragen. Man sollte täglich nicht mehr als insgesamt 15 Gramm und wöchentlich nicht mehr als 100 Gramm auf weniger als 30 Prozent der Körperoberfläche auftragen. Nach sechs Wochen muss eine Therapiepause eingelegt und nach zwölf Monaten auf eine andere Therapie umgestellt werden.

Aus kosmetischen Gründen empfiehlt es sich, Calcipotriol abends als Salbe und tagsüber als Creme zu verwenden.

Schuppenflechteherde bilden sich meist nach vier bis acht Wochen zurück. Bei hartnäckiger Psoriasis kann Calcipotriol auch mit einer UV-B-Lichttherapie kombiniert werden. Zuerst wird bestrahlt, dann die Salbe aufgetragen. Calcipotriol ist etwa gleich wirksam wie das mittelstarke Kortikoidderivat Betamethason, jedoch besser verträglich. Ein kortikoidtypischer Gewebeschwund (Hautatrophie) ist bei Calcipotriol nicht zu befürchten. Zwei bis vier Wochen nach Beendigung der Therapie mit Calcipotriol können sich langsam wieder Psoriasisherde entwickeln. Auf der Kopfhaut heilen Schuppenflechteherde bei Anwendung von Calcipotriol vollständig ab.

Eine für die Kopfhaut geeignete Calcipotriol-Lösung ist seit kurzem verfügbar.

VORTEILE VON CALCIPOTRIOL

* Besser verträglich (kein Rückfallphänomen, keine Hautatrophie)
* Einfache Anwendung, die auch kosmetisch akzeptabel ist
* Keine Verfärbungen der Haut oder der Wäsche

NACHTEILE VON CALCIPOTRIOL

* Gelegentliche Hautreizung
* Anwendung zweimal täglich

Gesicht sollte Calcipotriol besser nicht angewendet werden, weil es bei manchen Patienten vorübergehend zu Juckreiz, Brennen und Rötungen kommen kann. Mittlerweile werden aber Vitamin-D_3-Präparate angeboten, die auch im Gesicht angewendet werden können.

Glukokortikoide

Viel geliebt, viel geschmäht und häufig gefürchtet: Kortison und Glukokortikoide. Natürliche Steroide, zu denen auch das Nebennierenrindenhormon Kortison gehört, steuern zahlreiche lebenswichtige Vorgänge im Körper, unter anderem auch Stressreaktionen. Künstlich hergestellte Kortikoidversionen in unterschiedlicher Wirkstärke, die so genannten Glukokortikoide, sind in einer Vielzahl von Cremes und Salben zur äußeren Anwendung enthalten (topische Glukokortikoide). Zweifellos sind Glukokortikoide auf der Haut in vielen Fällen sehr wirksam. Sie hemmen den Entzündungsprozess, lindern die Beschwerden, lassen die Hautherde abheilen, sind sauber und leicht anwendbar und riechen nicht unangenehm.

Das Hauptproblem ist, dass Glukokortikoide die Psoriasis nicht beseitigen. Sobald man aufhört, diese Medikamente zu benutzen, treten die Hautveränderungen erneut auf. Häufig noch schlimmer als vorher. Darüber hinaus gelten Glukokortikoide als Auslösefaktoren für andere, meist schwerere Formen der Psoriasis – beispielweise die pustulöse Form. Wenn Glukokortikoide länger verwendet werden, steigt das Nebenwirkungsrisiko dramatisch an. Die Stoffe gelangen in den Blutkreislauf und können im gesamten Körper schwere Nebenwirkungen auslösen (Stammfettsucht, Mondgesicht, Depression, Immunschwächung). Glukokortikoide stören den Kollagenstoffwechsel in der Haut, machen sie dünn und brüchig. Vor allem bei Kindern ist das Risiko bei der Anwendung von Glukokortikoiden sehr hoch und nicht vertretbar.

*Glukokortikoide dürfen bei Psoriasis äußerlich **nur** bei Befall der behaarten Kopfhaut und der Hautfalten eingesetzt werden. Die Behandlung erfolgt **nur** kurzzeitig und **muss** vom Hautarzt kontrolliert werden!*

Medizinische Therapie

Viele Ärzte warnen vor den Risiken der Glukokortikoidtherapie. Nach einer zunächst raschen Abheilung der Psoriasisherde kommt es in vielen Fällen zu einer ebenso raschen Rückbildung mit meist noch stärkeren Hauterscheinungen als zuvor. Von einer länger als vier Tage andauernden Behandlung mit hoch konzentrierten Salben ist unbedingt abzuraten.

✳ Eine Langzeitbehandlung, insbesondere großflächiger Hautbezirke oder unter Abdeckung der Haut (Okklusivbehandlung), ist grundsätzlich zu vermeiden.

✳ Die einmal tägliche Anwendung ist ausreichend, da in der Hornschicht ein Depot entsteht, das den Wirkstoff langsam in tiefere Hautschichten abgibt.

✳ Wenn Besserung eingetreten ist, sollte möglichst rasch auf eine andere Therapie umgestellt werden.

Für und Wider der Glukokortikoid-Therapie

Die Risiken von topischen Glukokortikoiden können durch eine Intervalltherapie besser kontrolliert werden: Der Wochenplan sieht vier Tage Glukokortikoidsalbe und drei Tage wirkstofffreie Pflegesalbe vor. Die Therapiesicherheit lässt sich noch weiter erhöhen, wenn Glukokortikoidsalben unterschiedlicher Wirkstärke abgestuft eingesetzt werden. Je stärker die Salbe wirkt, desto größer ist auch das Nebenwirkungsrisiko. Man sollte so viel wie nötig und so wenig wie möglich Glukokortikoide verwenden. Beim Stufenschema wird mit starken Salben begonnen und dann mit schwächeren weiter behandelt, schließlich wird die Therapie mit sehr schwach wirksamen Salben beendet. Hautärzte nennen dieses Verfahren »ausschleichende« Behandlung.

Vergleicht man Nutzen und Risiken von Glukokortikoiden, Dithranol oder Calcipotriol, so spricht vieles gegen eine Behandlung mit Glukokortikoiden. Die Psoriasisherde heilen zwar schnell ab, aber die Rückbildung (Rebound) der Herde geschieht ebenfalls sehr schnell und ist häufig heftiger als zuvor. Berücksichtigt man die Verzweiflung der Erkrankten und den psychischen Druck, dem viele Patienten ausgesetzt sind, kann man verstehen, warum eine große Anzahl der Betroffenen trotz der bekannten Risiken häufig oder sogar länger zu Glukokortikoiden greift – eine gefährliche Versuchung.

Phototherapie

Der schlechte Ruf der Glukokortikoide ist vor allem durch zu lange kritiklose und leichtfertige Anwendung dieser wertvollen Substanz entstanden. Topische Glukokortikoide sind aber auch heute noch als Kurzzeittherapie unter ärztlich kontrollierten Bedingungen in bestimmten Fällen durchaus sinnvoll.

Licht und Strahlung

Die Heilkraft der Sonne haben die Menschen schon immer genutzt. Bereits in den frühesten schriftlichen medizinischen Quellen werden die heilenden Lichtwirkungen besonders bei Hauterkrankungen erwähnt. Psoriasispatienten schätzen sonnige Klimagebiete an der See, im Hochgebirge oder am Toten Meer. Da Mitteleuropa, speziell Deutschland, nicht gerade zu den von der Sonne verwöhnten Regionen gehört, wurden künstliche Lichtquellen entwickelt, die zur Behandlung der Schuppenflechte eingesetzt werden können. Vor mehr als hundert Jahren entdeckte man erstmals, dass sich Schuppenflechte während der strahlungsintensiven Sommermonate verbessern kann. Seit etwa vierzig Jahren ist die Lichttherapie mit ultraviolettem Licht (UV-Licht) technisch und methodisch immer weiter verbessert worden.

Viele Psoriasispatienten haben bereits erfahren, dass ihre Beschwerden während der strahlungsintensiven Sommermonate nachlassen. Diese Erfahrung wurde zur Grundlage der modernen Phototherapie mit ultraviolettem Licht, die heute vielen Patienten Erleichterung bringt.

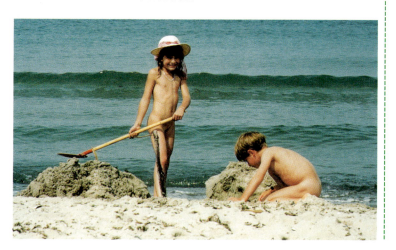

Die Heilkraft der Sonne schätzen viele Menschen, die unter Schuppenflechte leiden.

Medizinische Therapie

Man unterscheidet drei verschiedene Arten von UV-Licht: UV-A-, UV-B- und UV-C-Licht. Unsichtbares UV-C-Licht hat kurze, UV-A- und UV-B-Licht haben längere Wellenlängen. Sichtbares Licht besitzt Wellenlängen von 380 bis 780 Nanometer.

UV-A-Strahlung bräunt (pigmentiert) die Haut sofort. UV-B-Strahlung regt die pigmentbildenden Zellen (Melanozyten) der Oberhaut zur Farbstoffproduktion an, führt zur Spätbräunung und verursacht bei zu viel Strahlung einen Sonnenbrand. UV-Lichtwirkungen auf kranker Haut hängen von der Menge (Dosis) und der Qualität der Strahlung ab.

✷ Je kürzer die Wellenlänge, umso größer ist die Energie der Lichtteilchen und umso stärker ist die Reaktion auf der Haut.

✷ Je kürzer die Wellenlänge, umso weniger tief kann die Strahlung in die Haut eindringen.

UV-B-Licht wirkt am besten

Während eine Lichttherapie mit UV-B-Bestrahlung bei fast allen Formen der Schuppenflechte erfolgreich angewendet werden kann, ist eine Photochemotherapie in der Regel nur bei Fällen von schwerer Psoriasis sinnvoll.

Aufwendige Forschungsbemühungen ergaben, dass UV-Licht mit Wellenlängen von 304 bis 314 Nanometer – also vor allem UV-B-Licht – für an Psoriasispatienten am besten geeignet ist. UV-B-Strahlung hemmt bei Schuppenflechte vermutlich die Aktivität der sich zu schnell teilenden verhornenden Hautzellen und beeinflusst immunologische Vorgänge in der Haut günstig.

Für die Lichttherapie bei Psoriasis kommen heute zwei Verfahrenstypen in Frage:

✷ Die Phototherapie mit UV-B-Licht, die in der dermatologischen Klinik oder unter ärztlicher Kontrolle zu Hause durchgeführt werden kann.

✷ Die Photochemotherapie, eine Kombination von UV-A-Strahlung und chemischen Substanzen, die die Haut besonders lichtempfindlich machen, so genannte Psoralene. In der Medizin wird dieses Verfahren PUVA-Therapie genannt.

Wie viel Sonne ist günstig?

Aber auch die Lichttherapien rufen nicht nur beabsichtigte Effekte hervor, sondern haben häufig unerwünschte Nebenwirkungen. Eine zu lange Bestrahlung kann zu Sonnenbrand führen. Wenn die Haut im Laufe des Lebens zu viel natürliche oder künstliche UV-Strahlung abbekommen hat, kann sie mit vorzeitiger Alterung reagieren. Ebenso kann die Gefahr einer Erkrankung an Hautkrebs steigen.

Man sollte vor allem darauf achten, dass einzelne UV-Überdosierungen (Sonnenbrand) und zu häufige Bestrahlungen auf jeden Fall vermieden werden.

UV-Hauttypen

Welche Mengen an ultraviolettem Licht für Sie verträglich sind und welche UV-Mengen für den erwünschten Therapieerfolg eingesetzt werden sollten, wird von Ihrem ganz persönlichen Hauttyp bestimmt. Bevor Sie eine UV-Therapie in Erwägung ziehen, ist es ratsam, dass Sie sich die folgenden Fragen beantworten:

Wie reagiert meine Haut bei einem ausgiebigen Sonnenbad? Bekomme ich sehr schnell einen Sonnenbrand oder bräunt meine Haut nur allmählich?

Nicht jeder verträgt gleichviel Sonnenstrahlung. Das Maß einer erträglichen oder bekömmlichen UV-Einwirkung wird von der individuellen Hautbeschaffenheit bestimmt. Jeder Mensch sollte über seinen Hauttyp Bescheid wissen, bevor er sich der Sonne aussetzt. Unsere Tabelle informiert über die wichtigsten Kriterien.

UV-HAUTTYPEN	
✳ Typ I Bekommt immer Sonnenbrand und bräunt nie	✳ Typ IV Bekommt nie Sonnenbrand, bräunt immer
✳ Typ II Bekommt häufig Sonnenbrand, bräunt dann aber	✳ Typ V Dunkelhäutige Rassen, kein Sonnenbrand
✳ Typ III Bekommt gelegentlich Sonnenbrand, bräunt immer	✳ Typ VI Schwarzhäutige Rassen, kein Sonnenbrand

Medizinische Therapie

UV-B-Phototherapie

UV-B-Bestrahlung ist das wichtigste Phototherapieverfahren zur Behandlung der Schuppenflechte. Es ist besonders wichtig, die UV-Strahlung so zu dosieren, dass die erwünschte Wirkung auf die Hauterkrankung erreicht, ein Sonnenbrand aber vermieden wird. Vor der Behandlung muss die UV-Empfindlichkeit beziehungsweise der Hauttyp des Patienten bestimmt werden. Hauttyp I scheidet für die Behandlung aus. Bei den übrigen Hauttypen wird die UV-Empfindlichkeit durch Bestimmung der minimalen Rötungsdosis getestet. Die Therapie mit UV-Bestrahlungslampen beginnt mit einer Strahlungsdosis knapp unterhalb der minimalen Rötungsdosis und kann dann unter ärztlicher Kontrolle weiter erhöht werden. Bei auftretender Hautrötung wird die Therapie ausgesetzt und nachdem die Rötung abgeklungen ist mit niedrigeren Dosierungen weitergeführt. Durch die technische Weiterentwicklung von UV-Bestrahlungsgeräten stehen heute auch Bestrahlungsquellen für psoriatische Nägel (Ultraviolett-Hochintensivpunktstrahler) und UV-Lichtkämme für den Kopf zur Verfügung. Die Erfahrungen mit solchen Geräten sind unterschiedlich. Einen Versuch sollte man dennoch unternehmen. Beraten Sie sich darüber mit Ihrem Hautarzt.

Die UV-B-Strahlung dringt durch die Oberhaut und beeinflusst Zellwachstum sowie Zellstoffwechsel in den Entstehungsbereichen der Psoriasisherde.

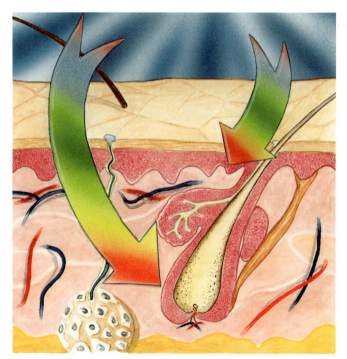

Eine bekannte Lichtunverträglichkeit durch

Einnahme von Arzneimitteln oder bei Anwendung von Kosmetika sollte vor der UV-Therapie angesprochen werden – ebenso bereits bestehende Lichtschäden oder krebsartige Hautveränderungen. In der Regel wird an fünf Tagen oder nur dreimal pro Woche einmal täglich bestrahlt. Durchschnittlich benötigt die Phototherapie 20 Bestrahlungen (Dauer: vier Wochen). Die Augen müssen während der Bestrahlung mit einer Brille geschützt sein. Vor zusätzlichen Sonnenbädern wird dringend gewarnt! Der Arzt sollte Ihnen auch Hinweise für Hautpflege oder Zusatzbehandlungen während der Phototherapie geben. Eine Langzeitbestrahlungstherapie ist nicht empfehlenswert. Gesicherte Informationen über Langzeitschäden oder Krebsrisiken durch UV-B-Licht gibt es derzeit nicht. Bei den meisten Patienten sind die Hautherde nach 20 bis 30 Bestrahlungen, die sich über ein bis zwei Monate (Bestrahlungsdauer pro Sitzung: 90 Sekunden bis wenige Minuten) erstrecken, abgeheilt. Die Haut bleibt dann durchschnittlich über zwei Monate lang erscheinungsfrei und zeigt weitere zwei Monate lang nur leichte Symptome.

Bei jeder Therapie mit UV-Strahlen müssen die Augen mit einer die UV-Strahlung absorbierenden Brille geschützt werden.

UV-B-Licht – Salz

Die günstigen UV-B-Lichteffekte auf Psoriasishaut können durch Anfeuchtung, das heißt Glättung der Haut mit Salzwasser (Sole), oder durch Solebäder vor der Bestrahlung verstärkt werden. Die Wirkung von UV-Licht kann durch Kombination mit einem salzhaltigen Bad erhöht werden (Balneophototherapie). Das Salzbad kann durch Solezugabe oder durch Wasser, das mit Kochsalz oder Salz aus dem Toten Meer vermischt wird, hergestellt werden. Über die optimalen Salzkonzentrationen gehen die Meinungen auseinander; zwei bis 18 Prozent Salz werden von kranker Haut gut vertragen. Das Salzwasser wirkt leicht antientzündlich und beruhigt den Juckreiz. Worauf die Heilkraft des Salzes beruht, ist nicht eindeutig geklärt.

Nach dem Bad sollte man nicht zu lange mit der UV-Bestrahlung warten – am besten wirkt sie bei tropfnasser Haut.

Medizinische Therapie

Es gibt mehrere Möglichkeiten, die Phototherapie mit anderen, meist medikamentösen Therapieformen zu kombinieren. Da die Wirksamkeit solcher Kombinationstherapien vom Hauttyp sowie von Form und Verlauf der Krankheit abhängt, muss die Entscheidung dem Arzt überlassen werden.

UV-B-Licht – Teer – Dithranol

Dieses Therapieverfahren wird als Ingram-Methode bezeichnet. Nach Entschuppung der Psoriasisherde wird ein Teerbad durchgeführt und anschließend mit selektivem UV-B-Licht bis zur leichten Hautrötung bestrahlt. Sofort oder einige Stunden später wird dann eine Paste mit 0,25 bis 1 Prozent Dithranol auf die Psoriasisherde aufgebracht. In einer modifizierten Version dieses Therapieverfahrens wird Teer weggelassen und stattdessen ein Ölbad eingesetzt. Diese Methode ist in vielen Fällen sehr wirksam.

UV-B-Licht – Retinoide

Retinoide, von Vitamin A abgeleitete Substanzen, haben sich in Verbindung mit UV-B-Strahlung als wirkungsvolle Therapiemethode bei Schuppenflechte erwiesen. Die Kombination mit den Retinoiden Etretinat und Acitretin ist in vielen Fällen erfolgreich. Die Missbildungs- und Nebenwirkungsrisiken der Retinoide sind allerdings sehr hoch. Schwangerschaften müssen während einer Therapie und bis zu zwei Jahre danach sicher verhütet werden. Für Kinder und Jugendliche sind Retinoide nicht geeignet.

PUVA – Photochemotherapie

Im alten Ägypten pflegten Menschen mit Hauterkrankungen Kräuter zu essen, die am Nilufer wuchsen. Sie legten sich dann in die Sonne bis die Haut abgeheilt war. Auf diese Weise funktioniert auch die moderne Photochemotherapie: Substanzen, die auf die Haut aufgetragen oder eingenommen werden, machen sie besonders strahlenempfindlich und beschleunigen die Abheilung von Psoriasisherden. PUVA steht für »Psoralene plus UV-A-Licht«. Psoralene sind Photosensibilisatoren mit dem Wirkstoff Furanocumarin, der in vielen Pflanzen (etwa in Herkulesstaude oder Bergamotte) vorkommt. Nur durch UV-A-

Licht werden Psoralene im Körper wirksam. Psoralene werden auf die Haut gepinselt oder als Tabletten eingenommen. Die Dosis richtet sich nach dem Körpergewicht, die UV-A-Dosis nach der individuellen minimalen Phototoxizitätsdosis (MPD).

PUVA-Badetherapie
Bei der PUVA-Badetherapie muss der Patient 15 Minuten in einer Psoralenlösung baden und anschliessend sofort mit UV-A-Licht bestrahlt werden.

Die PUVA-Behandlung ist komplizierter als die Phototherapie. Sie wird in der Regel nur in einer Hautklinik durchgeführt – vor allem bei schwerer großflächiger Psoriasiserkrankung, bei der andere Therapien kaum oder überhaupt nicht wirksam sind. Im Therapieverlauf kann die Haut stark pigmentieren. Die Patienten müssen während der Bestrahlung und bis zu 12 Stunden danach eine UV-A-Schutzbrille tragen. Zusätzlich sind umfangreiche Kontrolluntersuchungen (Labor- und Augenuntersuchungen) sowie intensive Hautpflege mit Fettsalben oder rückfettenden Bädern obligatorisch.

Wegen des relativ großen technischen Aufwands, aber auch wegen möglicher Nebenwirkungen wird die PUVA-Therapie hauptsächlich in Fach- oder Kurkliniken durchgeführt. Die Erfolge – vor allem bei der Behandlung großflächiger Hauterscheinungen – sind beeindruckend.

Creme-PUVA
Neuerdings werden kleinflächige Psoriasisherde mit einer Psoralencreme behandelt und 30 bis 60 Minuten mit UV-A-Licht bestrahlt. Psoralene sind dann nicht im gesamten Organismus wirksam und das Nebenwirkungsrisiko verringert sich. Übelkeit, Brechreiz oder Schwächegefühl werden vermieden. Außerdem muss keine UV-A-Schutzbrille getragen werden, da die Wirkung des Psoralen rasch nachlässt.

PUVA-Nebenwirkungen
Während der PUVA-Therapie können gelegentlich Übelkeit, Juckreiz und Hautbrennen vorkommen. Die Behandlung wird dann abgebrochen. Magen- und Kopfschmerzen sowie große

Medizinische Therapie

Über eventuelle Spätfolgen der PUVA-Behandlung ist bisher nichts bekannt. Manche Fachleute befürchten bleibende Lichtschäden der Haut, schnellere Hautalterung und möglicherweise die Begünstigung von Hautkrebs. Deshalb müssen PUVA-Patienten unbedingt die Nachsorgetermine einhalten.

Mattigkeit wurden ebenfalls beobachtet. Wird zu lange oder zu intensiv bestrahlt, entsteht ein »Sonnenbrand« – teilweise mit Blasen. Die Haut bräunt sich – manchmal gleichmäßig, aber auch fleckig. Auch Nagelverfärbungen, verstärkter Körperhaarwuchs und Hautblasenbildung sind mögliche Nebenwirkungen der PUVA-Therapie.

PUVA-Spätfolgen

Die Langzeiteffekte der PUVA-Therapie sind noch unbekannt. Man nimmt an, dass chronische Lichtschäden der Haut, schnelle Hautalterung oder sogar Hautkrebs mögliche Spätfolgen sind. Deshalb müssen PUVA-Patienten regelmäßig nachkontrolliert werden. Die Risiken der PUVA-Therapie müssen heute kritisch beurteilt werden – darauf weist eine aktuelle Studie hin: Mit steigender Zahl der PUVA-Behandlungen steigt auch das Hautkrebsrisiko leicht an. Bösartige Hauttumoren können sich bis zu 15 Jahre nach der ersten PUVA-Therapie bilden. Daher sollte die PUVA-Therapie bei schwerer Psoriasis nur dann eingesetzt werden, wenn andere Behandlungen versagt haben.

Bei schweren Fällen von Psoriasis muss zur innerlichen Behandlung auf Medikamente und Spritzen zurückgegriffen werden.

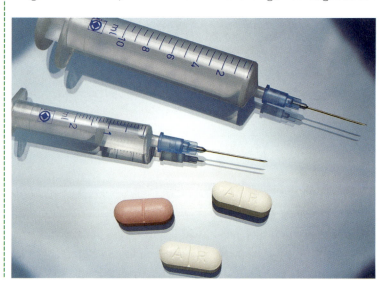

Systemische Therapie

Innere Behandlung

Bei schwerer, sonst kaum beeinflussbarer Schuppenflechteerkrankung können innerliche Mittel (systemische Therapie) in Form von Tabletten oder Spritzen angewendet werden. Diese Mittel sind stark wirksam, besitzen aber auch große Nebenwirkungsrisiken. Therapie und Therapiekontrolle sollte immer ein erfahrener Arzt oder Hautarzt übernehmen.

Glukokortikoide

Vor mehr als dreißig Jahren wurden Substanzen, die vom körpereigenen Hormon Kortison abgeleitet worden waren, Glukokortikoide wie beispielsweise Prednisolon, als wirksames Arzneimittel gegen eine Vielzahl von Erkrankungen mit großem Erfolg eingesetzt – auch gegen Schuppenflechte.

Unangenehme Hauterscheinungen verschwanden rasch, fast wie durch ein Wunder. Allerdings zeigten sich bei Daueranwendung und hoher Dosis sehr schnell massive Nebenwirkungen: Störungen im Zucker- und Knochenstoffwechsel, Immunstörungen und psychische Veränderungen. Aus diesem Grund konnten Glukokortikoide nur zeitlich begrenzt eingenommen werden. Werden sie abgesetzt, kommt es sehr schnell zum Wiederaufflackern der Krankheitserscheinungen (Rebound-Phänomen) – und zwar meist in wesentlich schwererer Form als vorher. Auch kann es sein, dass sich bei der Einnahme von Glukokortikoiden eine gewöhnliche Psoriasis in eine pustulöse Schuppenflechte verwandelt.

Methotrexat (MTX)

Diese Substanz bremst die Zellvermehrung (Zytostatikum) und wird seit mehr als dreißig Jahren zur Behandlung von Ganzkörperpsoriasis, pustulöser Psoriasis und Psoriasis mit Gelenkbeteiligung eingesetzt. MTX wird als Tablette eingenommen oder gespritzt (intravenös, intramuskulär). Die

Obwohl die systemische Behandlung mit Glukokortikoiden seit mehr als drei Jahrzehnten praktiziert wird, mehren sich Bedenken gegen diese Therapieform. Vor allem bei länger dauernder Anwendung zeigen sich Nebenwirkungen, die z. B. den Zucker- und Knochenstoffwechsel ungünstig beeinflussen. Deshalb wird heute nur zu einer befristeten Behandlung mit diesen Präparaten geraten.

Medizinische Therapie

Methotrexat (MTX) darf nicht angewendet werden bei
* *akuten Infektionen*
* *schweren Knochenmarkerkrankungen*
* *Leberfunktionsstörungen*
* *Magen-Darm-Geschwüren*
* *Nierenschwäche*
* *Schwangerschaft und Stillzeit*

beschleunigte Vermehrung der verhornenden Hautzellen wird abgebremst, zusätzlich werden Entzündungsprozesse, vor allem auch an den Gelenken, günstig beeinflusst. Voraussetzung der Therapie ist, dass Leber, Nieren und Knochenmark normal funktionieren und Infektionskrankheiten, Magen-Darm-Geschwüre oder Schwangerschaft ausgeschlossen sind. Wenn andere Arzneimittel (Rheumamittel, Antibiotika, Hormone) eingenommen werden, können unerwünschte Wechselwirkungen auftreten. Regelmäßige und häufige Kontrollen der Leberwerte, der weißen Blutkörperchen sowie eine halbjährliche Leber-Ultraschalluntersuchung müssen während der Behandlung durchgeführt werden, damit MTX-Leberzellschäden frühzeitig erkannt werden können. Bei drei Viertel der Patienten bessert sich nach etwa zwei bis sechs Wochen der Hautzustand. Häufig treten unter MTX vorübergehend Übelkeit, Magenschmerzen, Mundgeschwüre, Haarverlust, Müdigkeit und Depressionen auf. Akute Unverträglichkeiten werden mit dem Gegenmittel Calciumfolinat behandelt.

Ciclosporin A

Ciclosporin ist ein von bestimmten Pilzen gebildetes Stoffwechselprodukt, das schon seit langem in der Transplantationsmedizin mit Erfolg verwendet wird. Abstoßungsreaktionen, insbesondere nach Nierenverpflanzungen, können mit Ciclosporin wirksam unterdrückt werden.

Zufällig beobachtete man vor etwa zwanzig Jahren, dass Ciclosporin A auch gegen psoriatische Hauterscheinungen äußerst günstig wirkt. Schwerste Psoriasisherde verschwinden innerhalb von nur zwei Wochen gleichsam wie von Zauberhand. Auch werden keine so dramatischen Rückfälle wie bei Glukokortikoiden registriert. Die krankhaften Hauterscheinungen tauchen zwar nach wenigen Wochen langsam wieder auf, aber sie sind weder verändert noch schlimmer als

Neue Therapieformen

vorher. Ciclosporin A wird in Kapseln oder als Trinklösung auf zwei Tagesgaben verteilt eingenommen.

Eine Therapie mit Ciclosporin ist nur dann sinnvoll, wenn die örtliche Behandlung und die Phototherapie versagt haben und der mögliche Therapienutzen bei einer schweren Psoriasis größer ist als die möglichen Risiken.

Die Langzeitrisiken von Ciclosporin bei Psoriasis sind zwar nicht bekannt; in jedem Fall aber wird diese Behandlung nur unter strengster ärztlicher Kontrolle durchgeführt.

Nichtsteroidale Antiphlogistika

Die Therapie psoriatischer Gelenkentzündungen entspricht den Therapieprinzipien anderer Formen von Gelenkentzündungen (z. B. Arthritis). In der Regel werden zunächst nichtsteroidale, antientzündlich wirksame Substanzen (Antiphlogistika) eingesetzt; dies bedeutet, dass die Substanzen keine Glukokortikoide enthalten. Nichtsteroidale Antiphlogistika wie etwa Ibuprofen, Diclofenac, Piroxicam oder Indometazin sind relativ gut verträglich. Diese Mittel wirken bei leichten Gelenkentzündungen in Verbindung mit einer Bewegungs- und Physiotherapie gut.

Ähnlich wie bei der Behandlung der Arthritis werden auch bei der Therapie psoriatischer Gelenkentzündungen Substanzen eingesetzt, die in erster Linie entzündungshemmend wirken. Diese Antiphlogistika werden in der Regel recht gut vertragen.

PSORIASISTHERAPIEN IN ERPROBUNG

- Balneophototherapie
- Immunblockierende Substanzen. Dazu gehört der Wirkstoff FK 506 (Tacrolimus)
- Interferon alfa
- Kombinationstherapie mit Calcipotriol, einem Vitamin-D_3-Derivat
- Monoklonale Antikörper
- Neue Substanzen wie Liarazol (Cytochrom-P-450-Inhibitor) und Leflunomid
- Tacalcitol, ein neues Vitamin-D_3-Derivat
- PUVA-Badetherapie
- UV-Bestrahlung mit 311 nm UV-B-Licht

Alternative Therapie der Schuppenflechte

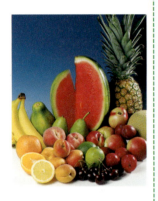

> Natürliche und naturheilkundliche Therapieverfahren, auch Komplementärmedizin genannt, werden immer beliebter und gelten als sanfte Alternative zu den naturwissenschaftlich orientierten Behandlungsformen der Medizin. Dieser Trend zu natürlichen, traditionell überlieferten und oft jahrtausendealten Behandlungssystemen ist ein weltweit zu beobachtendes Phänomen.

Viele Vertreter naturheilkundlicher Therapien legen bei der Behandlung der Schuppenflechte Wert auf eine ausgewogene, gesunde Ernährung als grundlegende therapiebegleitende Maßnahme.

Zunehmend stehen auch wissenschaftlich geschulte Ärzte den Alternativtherapien aufgeschlossen gegenüber; so bilden sich inzwischen viele zum Arzt für Naturheilkunde weiter.

Am häufigsten sind es die Akupunktur, die Homöopathie und die Pflanzenheilkunde sowie psychotherapeutische Verfahren, die das konventionelle medizinische Behandlungsangebot ergänzen. Für Heilpraktiker waren und sind diese alternativen Therapieformen schon immer ein wesentlicher Bestandteil ihres Heilauftrags.

Viele naturheilkundlich orientierte Therapeuten konzentrieren sich auf Richtlinien für eine individuell auf den betroffenen Patienten abgestimmte und die Gesundheit fördernde Ernährung sowie für den Abbau von Stress. Dahinter steht der Glaube, dass Stress und Angst zu körperlichen Störungen führen können. Aus diesem Grund erscheinen alternative Therapien gerade für Schuppenflechte interessant – selbst dann, wenn die Hautveränderungen nicht direkt durch Stress verursacht worden sind.

Die Ernährung

Viele Naturtherapeuten glauben, dass Ernährungsfaktoren für eine Erkrankung an Schuppenflechte von großer Bedeutung sind. Fett, eiweißreiche Nahrungsmittel, Zucker, Alkohol und Nahrungsmittelzusätze führen möglicherweise zu Stressreaktionen der Leber und des Verdauungssystems. Die Schulmedizin allerdings bezweifelt vielfach solche Zusammenhänge.

Das Beste ist, wenn Sie selbst herausfinden, ob eine Umstellung Ihrer Ernährung oder aber die Durchführung einer speziellen Diät das Erscheinungsbild der Schuppenflechte günstig oder ungünstig beeinflussen kann.

Ernährungstherapien

Ernährungstherapeuten gehen davon aus, dass die meisten Menschen Defizite haben, die auf Kinderkrankheiten, unausgewogene Ernährung, Nahrungsmittelallergien, stressbelasteten Lebensstil und Umweltgiften beruhen.

Im Wesentlichen konzentriert sich die Ernährungstherapie auf durch Nahrungsmittel und Umweltschadstoffe verursachte Allergien, auf überhöhte Giftstoffbelastungen durch Schwermetalle und Umweltschadstoffe sowie auf die verminderte Fähigkeit der Verdauungs- und Organsysteme mit diesen Belastungen fertig zu werden. Spezielle Bluttests oder Haaranalysen sollen Auskunft darüber geben, ob ein Vitamin- oder Mineralstoffmangel vorliegt. In vielen Fällen werden zunächst Entgiftungs- oder Umstimmungstherapien durchgeführt, es wird ein individueller Ernährungsplan erstellt oder man setzt Nahrungsergänzungsmittel ein.

Die Ernährungstherapie ist vor allem bei chronischen Erkrankungen, zu denen auch die Schuppenflechte zählt, wirksam. Sie ist als alleinige Behandlung jedoch nicht sinnvoll und nicht zu empfehlen, sondern sollte nur als unterstützende Therapie eingesetzt werden.

Hauptaufgabe der Ernährungstherapie ist es, vorhandene Defizite an Vitaminen und anderen Nährstoffen auszugleichen und dadurch den Organismus so zu stärken, dass weiterführende Therapien gut angenommen werden und eine optimale Wirkung erreichen.

Alternative Therapie der Schuppenflechte

> **ERNÄHRUNGSTHERAPIEN BEI PSORIASIS**
> * Bircher-Benner-Diät: Rohkost und Vollwerternährung
> * Bruker-Kost: vollwertorientierte Ernährung
> * Heilfasten: Entgiftung und Umstimmung
> * Kollath-Ernährung: vollwertorientierte Ernährung
> * Makrobiotik: vollwertorientierte Ernährung nach dem Yin-Yang-Prinzip
> * Mayr-Kur: Entgiftung und Umstimmung
> * Schnitzer-Kost: Rohkost und Vollwerternährung

Die Entgiftung spielt bei den Ernährungstherapien im Zusammenhang mit der Psoriasisbehandlung eine wichtige Rolle. Vor allem geht es darum, die Leber zu unterstützen, deren gesunde Funktion verhindert, dass Giftstoffe das Krankheitsbild der Schuppenflechte deutlich verschlechtern.

Verdauung und Entgiftung

Ernährung und Verdauungsfunktion beeinflussen sich wechselseitig. Schwer Verdauliches kann für den Körper nicht vollständig verwertet werden und eine Belastung für den Verdauungsvorgang bedeuten. Bei manchen Nahrungsmitteln kann die Leber vielleicht keine lebenswichtigen Stoffe mehr aus der Nahrung herausziehen und Giftstoffe vollständig entfernen.

Eiweißverdauung

Glaubt man Ernährungsexperten, so ist vor allem eiweißreiche Nahrung schwer verdaulich. Es entstehen Giftstoffe, die auch die Zellteilung beschleunigen können – ein Vorgang, der sich bei Psoriasis in den Hautzellen der Epidermis abspielt.

Leberüberlastung

Bei Schuppenflechte ist die Leberfunktion von großer Bedeutung. Dieses Entgiftungsorgan hat große Reserven und kann sich auch nach schweren Schäden im Lauf der Zeit erholen. Mit einer konstanten Flut von Giftstoffen kann die Leber jedoch schlecht umgehen, vor allem wenn sie bereits überlastet oder geschwächt ist. Der Körper sucht dann nach anderen Wegen, die Gifte loszuwerden, beispielsweise über die Haut.

Die beste Diät

Nahrung für die Haut

»Der zivilisierte (westliche) Mensch ist überfüttert, aber unterernährt.« Diese Spruchweisheit deutet an, dass wir möglicherweise zu viele »falsche« Nahrungsmittel (tierisches Fett, Zucker, Fastfood) konsumieren und zu wenig »richtige«, vom Körper gut verwertbare Nährstoffe aufnehmen. Ernährungstherapeuten raten, was vermieden werden sollte: Zu viel tierisches Fett (Milchprodukte), Fastfood, eiweißreiche, säurehaltige, vorverarbeitete und verfeinerte Nahrungsmittel sowie stark gewürzte Speisen und Zucker.

Eine ausgewogene Ernährung stellt dem Körper lebenswichtige Vitamine, Mineral- und Ballaststoffe zur Verfügung, sie kurbelt die Verdauung an und verbessert zudem die Ausscheidung giftiger Reststoffe.

Ernährungstherapeuten geben unterschiedliche Richtlinien für die richtige Ernährung bei Schuppenflechte vor. Manche raten, auf rotes Fleisch (vor allem vom Schwein), Milchprodukte und fettreiche Nahrungsmittel zu verzichten und stattdessen Rohkost zu essen. Andere empfehlen gelbe und grüne Nahrungsmittel (Melonen, Sojabohnen, Safran, Karottensaft). Die chinesische Medizin betrachtet die Schuppenflechte als »roten« oder »feurigen« Zustand und warnt daher vor roten Nahrungsmitteln (rotes Fleisch, Chili, scharfe Gewürze).

Gesunde Nahrung für die Haut:
* *Viel Obst und Gemüse*
* *Regelmäßig Fisch*
* *Wenig tierisches Fett*
* *Wenig rotes Fleisch*
* *Wenig Zucker und Süßigkeiten*
* *Wenig alkoholische Getränke*
* *Keine Fertiggerichte oder Fastfood*
* *Nahrungsergänzung mit Multivitaminpräparaten*

WELCHE GEWÜRZE BEI PSORIASIS?

* Empfehlenswert: Basilikum, Dill, Ingwer, Kapern, Knoblauch, Lorbeer, Majoran, Oregano, Piment, Rosmarin, Safran, Thymian, Vanille, Wacholderbeeren

* Nicht empfehlenswert: Anis, Chilischoten, Curry, Kümmel, Muskatnuss, Nelken, Paprika, weißer und schwarzer Pfeffer, Senf, Zimt

Nahrungsmittelallergien

Obwohl die Verknüpfung von Nahrungsmittelallergien mit Schuppenflechte nicht so deutlich ist wie bei anderen Hauterkrankungen, etwa der Neurodermitis, entstehen bei allergischen Reaktionen Substanzen, die die Verdauung und andere Organsysteme stark belasten können. Als allergieverdächtige Nahrungsmittel für Psoriatiker gelten tierisches Fett (Milchprodukte), säurehaltige Nahrungsmittel, Zucker, bestimmte Gewürze, Salz und Stimulanzien wie Alkohol, Tee und Kaffee sowie gezuckerte Softdrinks.

Wenn Sie ein bestimmtes Nahrungsmittel als allergieverdächtig einstufen, vermeiden Sie es einige Tage und beobachten die Reaktion Ihrer Haut. Da aber unberechenbar ist, wann die Psoriasis kommt und geht, müssen Sie derartige Versuche möglicherweise öfter wiederholen.

Eine extremere Suchmethode nach Allergenen ist die so genannte Eliminationsdiät, die nur unter ärztlicher oder ernährungstherapeutischer Kontrolle durchgeführt werden darf. Man beginnt mit einer sehr einfachen Standarddiät, fügt dann im Lauf der Zeit ein Nahrungsmittel nach dem anderen hinzu und beobachtet die Entwicklung von Symptomen.

Diese Diät ist nicht unbedingt zuverlässig, geschmacklich langweilig und kann unter Umständen neue Überempfindlichkeiten gegen Nahrungsmittel provozieren.

Auch Allergene in der Nahrung können indirekt den Verlauf der Schuppenflechte ungünstig beeinflussen. Wer als Psoriatiker einer Allergie aus dem Weg gehen will, sollte tierische Fette, Milchprodukte, Saures, Süßigkeiten sowie Alkohol, Tee und Kaffee möglichst meiden oder nur in geringen Mengen verzehren.

Milchprodukte

Zahlreiche Naturtherapeuten schwören darauf, dass Milchprodukte die Wurzel allen Übels sind: Milchprodukte sind schwer verdaulich, brauchen lange, bis sie alle Stationen im Körper durchlaufen haben und fördern dadurch die Ansammlung von Giftstoffen. Tierisches Fett blockiert die Verdauungsfunktion des Magens und behindert außerdem die Versorgung der Organe mit lebenswichtigen Mineralstoffen. Kuhmilch fördert

Nahrungsumstellung Schritt für Schritt

die Schleimentstehung und enthält potenziell allergen wirkende Substanzen. Kuhmilchallergien im Zusammenhang mit Psoriasis sind allerdings wissenschaftlich nicht nachgewiesen.

Detoxifikation und Umstimmung

Aus wissenschaftlichen Untersuchungen weiß man, dass die Entgiftung (Detoxifikation) des Körpers vor einer Ernährungsumstellung die Behandlungsergebnisse verbessern kann. Eine Fastenkur kann bedeuten, dass Sie einige Tage nichts essen und nur Frucht- und Gemüsesäfte sowie Kräutertees trinken dürfen. Dann beginnen Sie mit frischem Obst und ergänzen schrittweise Ihren Speiseplan mit den Nahrungsmitteln Ihrer neuen Diät. Ohne fachliche Beratung sollten Sie niemals eine Fastenkur beginnen. Ebenso ist eine vorangehende ärztliche Untersuchung dringend anzuraten. Auch wenn Sie regelmäßig Nahrungsergänzungsmittel einnehmen wollen – etwa Vitamin C – sollten Sie das vorher mit Ihrem Arzt besprechen.

Beginnen Sie niemals eine Fastenkur, ohne sich vorher mit Ihrem Arzt oder einem Ernährungstherapeuten beraten zu haben!

Am Anfang jeder Umstimmungskur stehen frisches Obst und Gemüse. Dann wird der Speiseplan Schritt für Schritt mit den Nahrungsmitteln der neuen Diät ergänzt.

Fettarme Diät

Manche Therapeuten sind der Ansicht, dass eine fettarme Ernährung die Schuppenflechte günstig beeinflussen kann.

Heilfasten

Wer eine Fastenkur zur Entgiftung und Umstimmung durchhält, wird erleben, dass sich die Psoriasisherde deutlich verkleinern. Manchmal gelingt es sogar, die Krankheit für längere Zeit zum Stillstand zu bringen.

Bekannte Fastenkuren sind die Buchinger-, Schroth-, Warland- und Mayr-Kur. Heilfasten darf nur unter ärztlicher Kontrolle durchgeführt werden, was am besten im Rahmen eines Kuraufenthalts möglich ist. Fasten aktiviert die Selbstheilungskräfte des Körpers und entgiftet ihn, führt aber auch zu den so genannten Fastenkrisen, die mit deutlichen Beschwerden (Schlaflosigkeit, Schwindel, Depression, Schwächegefühl) einhergehen, die auftreten können, wenn die freigesetzten Giftstoffe ins Blut gelangen. Im Verlauf einer Heilfastenkur können sich Psoriasisherde deutlich bessern.

Rohkost

Eine der bekanntesten Rohkostdiäten zur Umstimmung des Körpers ist die Bircher-Benner-Diät, die nach dem Schweizer Maximilian Bircher-Benner (1867–1939) benannt ist. Bei der Psoriasis sind mit dieser auf Rohkost und Vollkorngetreide gestützten Heilernährung vielfach Erfolge erzielt worden.

Schroth-Kur

Dabei handelt sich um eine fett-, eiweiß- und salzfreie Diätkur, die auf den Laientherapeuten Johann Schroth (1798–1856) zurückgeht. Zur Schroth-Kur gehören kalte Körperpackungen, der regelmäßige Wechsel von Trocken- und Trinktagen sowie eine Kurdiät. Die Schroth-Kur muss für jeden Patienten individuell geplant werden. Ihre Durchführung ist nur im Rahmen eines Kuraufenthalts sinnvoll. Gegen psoriatische Hauterscheinungen ist eine Schroth-Kur bei vielen Patienten erfolgreich.

Vitamine und Mineralstoffe

Vegetarismus

Es gibt heute einen unübersehbaren Trend zur fleischarmen Ernährung, für den nicht zuletzt die zahllosen Skandale der fleischproduzierenden Industrie verantwortlich sind. Strenge Vegetarier verzichten ganz auf Nahrungsmittel, die von Tieren stammen (Fleisch, Milch, Eier, Honig). Ovo-Lacto-Vegetarier essen kein Fleisch, aber Eier und Milch, und Lacto-Vegetarier essen kein Fleisch, aber Milch. Vegetarismus kann sich günstig auf die Schuppenflechte auswirken. Die Wirksamkeit muss jeder Betroffene selbst herausfinden.

Viele Psoriasispatienten berichten, dass sich die Umstellung auf fleischlose Ernährung günstig auf den Verlauf der Krankheit ausgewirkt hat. Einen wissenschaftlichen Beweis dafür aber gibt es bislang nicht.

Nahrungsergänzung

Ernährungstherapeuten empfehlen Ihren Patienten, die unter Schuppenflechte leiden, gelegentlich Nahrungsergänzungsmittel wie Vitamine, Mineralstoffe und Öle.

Sie sollten immer bedenken, dass Nahrungsergänzungsmittel chemische Substanzen sind, die zwar einen Nutzen haben, aber auch zu ernsten Problemen führen können; vor allem, wenn man sich nicht an die Anwendungs- und Dosierungsvorschriften hält. Die Wirksamkeit solcher Mittel ist bis jetzt nicht überzeugend wissenschaftlich nachgewiesen worden.

Ernährungstherapeuten empfehlen Psoriasispatienten oft, ihre Nahrung durch Vitamine, Mineralstoffe und Öle zu ergänzen.

Fischöl

Bei Eskimos, die sich vorwiegend von Fischen ernähren, wird die Schuppenflechte nur selten beobachtet. Es wird angenommen, dass Fischöl als Nahrungsergänzung bei Psoriasis günstig wirkt – und zwar wegen des hohen Anteils an Eicosapentae-

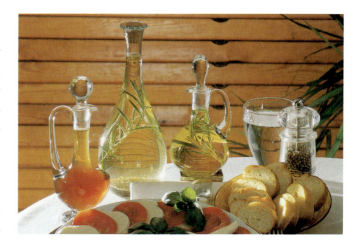

Alternative Therapie der Schuppenflechte

Fischöle und das rein pflanzliche Nachtkerzenöl enthalten entzündungshemmende Substanzen, die sich günstig auf den Verlauf der Psoriasiserkrankung auswirken können. Die Ergebnisse wissenschaftlicher Studien deuten darauf hin.

noidsäure (EPA), einer so genannten essenziellen Fettsäure. Dieser Annahme liegt die Überzeugung zugrunde, dass die Schuppenflechte durch ein Ungleichgewicht dieser essenziellen Fettsäuren verursacht werden könnte, unter anderem durch zu wenig EPA. Wie Studien gezeigt haben, findet sich in der Psoriasishaut ein hoher Anteil von Leukotrienen, entzündungsfördernden zellulären Stoffwechselprodukten. Leukotriene werden aus der essenziellen Fettsäure Arachidonsäure gebildet, die nur in tierischem Fett vorkommt – ein Argument für Psoriatiker, tierisches Fett vom Speiseplan zu streichen. Fischöl-EPA blockiert offensichtlich die Arachidonsäureproduktion und wirkt deshalb antientzündlich. Fischöl ist in allen fetten Fischen, etwa Lachs oder Hering, enthalten. Auch in frei verkäuflichen Fischölkapseln. Anhaltspunkte für Nebenwirkungen gibt es bisher nicht. Die Dosierungen können bis zu 50 Gramm Fischöl pro Tag über mehrere Monate betragen.

Nachtkerzenöl

Nachtkerzenöl enthält vielfach hoch ungesättigte pflanzliche Fettsäuren wie Gamma-Linolensäure. Diese essenzielle Fettsäure soll den Fettstoffwechsel bei Psoriasis günstig beeinflussen, denn die Bildung von Arachidonsäure in den Körperzellen wird dadurch verringert. Ob und wie Nachtkerzenöl wirksam sein kann, wurde noch nicht nachgewiesen.

NACHTKERZENÖL-FISCHÖL-STUDIE

Eine dänische Untersuchung mit 17 Psoriasispatienten, die mit einer Kombination von Fisch- und Nachtkerzenöl behandelt wurden, hat gezeigt: Zwei Patienten waren gänzlich beschwerdefrei, bei acht besserte sich die Hautsymptomatik mäßig, bei zwei leicht, bei drei der Testpersonen gar nicht.

Zink

Der Mineralstoff Zink ist an der Kontrolle von Entzündungsvorgängen beteiligt und wirkt aktivierend auf das Immunsystem. Zink kann bei Hauterkrankungen als Nahrungsergänzung günstig wirken. Manche Therapeuten verordnen über lange Zeit hohe Dosierungen. Dies kann aber das Mineralstoffgleichgewicht im Körper stören, etwa den Kupferstoffwechsel. Wenn Sie auf zusätzliches Zink nicht verzichten wollen, ist es sinnvoller, auf Multivitamintabletten zurückzugreifen. Sie enthalten etwa 15 bis 20 Milligramm elementares Zink.

Fumarsäure

Fumarsäure ist ein Zwischenprodukt im Energiestoffwechselkreislauf (Zitronensäurezyklus) der Körperzellen. Die Fumarsäurehypothese geht davon aus, dass bei Schuppenflechte Stoffwechselstörungen im Körper vorliegen, die zu einer fehlerhaften Kollagenproduktion beziehungsweise zu fehlerhaften Hautzellen führen. Da Fumarsäure selbst nicht durch den Magen aufgenommen werden kann, wurden abgeleitete Substanzen, Fumarsäureester genannt, entwickelt. Die Wirksamkeit von Fumarsäure wurde im Selbstversuch von dem deutschen Arzt Schweckendiek entdeckt.

Die Wirksamkeit und Sicherheit einer Therapie mit Fumarsäure ist bislang nicht ausreichend nachgewiesen. Zahlreiche Studien mit Psoriasispatienten führten jedoch zu vielversprechenden Ergebnissen. Bei äußerlicher und innerlicher Anwendung wurden Veränderungen der Leber- und Nierenfunktion, Durchfälle, Magen-Darm-Störungen und Hautreizungen beobachtet. Wenn überhaupt, sollte ein Therapieversuch nur unter ärztlicher Kontrolle stattfinden. Auch kann es lange dauern, bis ein Behandlungserfolg sichtbar wird. Der Nutzen beziehungsweise die Risiken bei der Anwendung von Fumarsäure können derzeit noch nicht abgeschätzt werden.

Neben Zink, das aktivierend auf das Immunsystem wirkt, hat auch die Therapie mit Abkömmlingen der Fumarsäure in jüngster Zeit erste vielversprechende Ergebnisse gebracht. Da gesicherte Erkenntnisse über eventuelle Nebenwirkungen aber noch nicht vorliegen, sollte eine Behandlung mit Fumarsäure nur unter ärztlicher Aufsicht durchgeführt werden.

Alternative Therapie der Schuppenflechte

Vitamine

Naturtherapeuten sind überzeugt, dass unsere Lebensweise und Ernährung zu einem Mangel an lebenswichtigen Vitaminen und Mineralstoffen führt. Dieses Defizit soll durch eine ergänzende Einnahme dieser Nahrungsstoffe ausgeglichen werden können. Bei Schuppenflechte liegen Therapieerfahrungen mit den Vitaminen A, B und D vor. Eine begründete Empfehlung für eine sinnvolle Nahrungsergänzung mit Vitaminen bei Psoriasis ist derzeit nicht möglich

Viel Widersprüchliches ist derzeit über die Wirksamkeit von Vitaminbehandlungen bei Schuppenflechte zu vernehmen. Eine wissenschaftlich fundierte Empfehlung für eine sinnvolle Nahrungsergänzung mit Vitaminen kann daher nicht gegeben werden.

Vitamin A

Eine Therapie mit Vitamin A wird nicht mehr empfohlen.

Vitamin-B-Komplex

Die Nahrungsergänzung durch Einnahme dieser Präparate soll stressbedingten Organschäden vorbeugen. Ob diese Behandlung bei Psoriasis wirkt, ist derzeit nicht abschätzbar.

Vitamin D

Hierbei handelt es sich um kein Vitamin, sondern um ein Hormon, das im Körper unter dem Einfluss von UV-Licht gebildet wird. Von der Einnahme als Nahrungsergänzung wird abgeraten, da nur große Vitaminmengen die Psoriasis beeinflussen, dadurch aber der Kalzium- beziehungsweise Knochenstoffwechsel ernsthaft gestört werden kann.

Enzyme

Als naturnahe Alternative zu synthetischen, antientzündlich wirksamen Medikamenten und Schmerzmitteln kann bei Psoriasis mit Gelenkbeteiligung die zeitlich begrenzte ergänzende, systemische Enzymbehandlung einen Therapieversuch wert sein. Wissenschaftliche Studien mit einer Anwendungsdauer von acht bis zehn Wochen beziehungsweise sechs Monaten haben gezeigt, dass Gelenkbeschwerden vergleichbar gut mit hydrolytischen Enzymen wie mit anderen Antirheumatika behandelt werden können. Die Nebenwirkungsrate der Enzymtherapie ist deutlich niedriger als bei herkömmlicher antientzündlicher Behandlung. Allerdings sind die Kosten für eine Enzymtherapie hoch.

Klimatherapie

Das Klima der Meeresküsten mit Sonnenschein, Luftfeuchtigkeit, Luftbewegung und Bädern im salzhaltigen Meerwasser wirkt insbesondere bei Psoriasis als wohltuender Reizfaktor für Leib und Seele. Das Bad im Meer wurde schon im antiken Griechenland bei Hautkrankheiten empfohlen. Als besonders geeignet für die Klima- und Bädertherapie gegen Psoriasis haben sich das Tote Meer, die Nord- und Ostsee, die blaue Lagune in Island, Thermalquellenregionen in Deutschland, Österreich und Finnland sowie Hochgebirgslagen erwiesen.

Nord- und Ostsee

In Deutschland ist vor allem das Meeresklima der Nordsee und der Ostsee für Schuppenflechtepatienten gut geeignet. Die Anteile an Jod und Magnesium in der Luft, die schnell wechselnden Umweltreize, fehlende Schadstoffe und intensive Sonneneinstrahlung wirken sich günstig auf die Erkrankung aus. Eine Studie an 200 Patienten, die eine mehrmalige Klimatherapie an der Nordsee durchgeführt hatten, ergab, dass über zwei Drittel der Patienten danach sechs Monate bis drei Jahre erscheinungsfrei blieben. Zudem sind die heilkräftigen Wirkungen von Salzwasserbädern naturwissenschaftlich und durch Erfahrung belegt. Auf der Haut führt Salzwasser unter anderem zur vegetativen Reizwirkung, zur besseren Durchblutung der Haut und zur Entquellung der oberen Hautschichten – ein besonderer Vorteil für die Haut bei Psoriasis.

Licht, Luft und Sonne, vor allem aber Salzwasser sind die besten Umweltbedingungen, um die Schuppenflechte mit Erfolg zurückzudrängen. Wer als Psoriatiker keine Gelegenheit hat eine medizinische Klimakur durchzuführen, sollte wenigstens den Urlaub nutzen, um sich am Meer zu erholen und Linderung für seine Beschwerden zu erfahren.

Alternative Therapie der Schuppenflechte

Hochgebirge

Erfahrungen mit Klimakuren im Hochgebirge über 2000 Meter zeigen, dass bis zu 95 Prozent aller Psoriasispatienten nach einem Aufenthalt von drei bis vier Wochen praktisch beschwerdefrei waren. Bei gut einem Viertel der Kurpatienten zeigten sich für mehrere Monate keine Hauterscheinungen mehr.

Das Hochgebirgsklima oberhalb von 1500 Metern beeinflusst Hauterkrankungen wie Psoriasis oder Neurodermitis günstig. Diese Heilwirkungen gehen vor allem auf die spezielle physikalische, chemische und elektrische Luftzusammensetzung, Reizklimaeffekte durch wechselnde Wetterlagen und fehlende Luftschadstoffe zurück. Schwüle Wetterlagen kommen ab 1200 Höhenmetern nicht mehr vor und in 2000 Meter Höhe sind zudem Sauerstoffgehalt und Dampfdruck der Luft verringert. Ebenso ist die Sonnenscheindauer im Herbst und Winter in Höhenlagen von über 800 Metern deutlich verlängert. Die für Psoriasishaut besonders geeignete UV-A- und UV-B-Strahlung (Wellenlänge 290 bis 350 Nanometer) ist in Höhenlagen verstärkt wirksam. Die natürliche Höhenstrahlung beispielsweise in Davos ermöglicht im Vergleich zu künstlichen UV-B-Strahlern eine erfolgreiche Therapie der Schuppenflechte mit deutlich geringerer Strahlenbelastung für die Haut. Jahrzehntelange Erfahrungen mit der Hochgebirgsklimatherapie zeigen, dass bis zu 95 Prozent der Patienten mit Psoriasis erscheinungsfrei oder mit wesentlich gebessertem Hautbild nach Hause zurückkehren. In einem Viertel der Fälle werden nach mehreren Hochgebirgsaufenthalten erscheinungsfreie Intervalle von acht bis zwölf Monaten erreicht.

Totes Meer

Der Mündungssee des Jordan wird auch Sodomitisches Meer genannt. Es gilt als Schauplatz der biblischen Geschichte von Lot, seiner Frau und seinen Töchtern; die aus dem Wasser des Toten Meers ragenden Salzsäulen erinnern noch heute daran.

Schon die Römer kannten die Kräfte dieses besonderen Wassers, das Verwundeten Heilung brachte. Vermutlich benutzte auch die ägyptische Königin Kleopatra den Schlamm des Toten Meeres zur Pflege ihrer unvergleichlichen Schönheit.

Sonne und Meerwasser

SONNENBAD OHNE SONNENBRAND

* Sie sollten wissen, wie viel Sonne am Tag Ihre Haut verträgt – fragen Sie Ihren Hautarzt danach.
* Sie sollten wissen, ob Medikamente, die Sie einnehmen, die Lichtempfindlichkeit der Haut erhöhen – fragen Sie Ihren Hautarzt.
* Helle Haut braucht stärkeren Lichtschutz als dunkle – je höher der Lichtschutzfaktor der Sonnenschutzcreme, desto länger können Sie gefahrlos in der Sonne bleiben.
* Wählen Sie lieber eine Sonnenschutzcreme mit möglichst hohem Lichtschutzfaktor.
* Erhöhen Sie die Bestrahlungszeit täglich um zehn Minuten – bleiben Sie höchstens eine Stunde pro Tag in der prallen Sonne.
* Legen Sie eine Pause ein, wenn sich Ihre Schuppenflechte gebessert hat.
* Tragen Sie nach dem Baden immer einen neuen Sonnenschutz auf.
* Reiben Sie nach dem Sonnenbad Ihre Haut mit rückfettenden Cremes oder Salben (keine Lotionen verwenden) ein.

Mit Sonnenbädern sollte man vorsichtig beginnen und die Bestrahlungszeit – auch in Abhängigkeit vom individuellen Hauttyp – allmählich erhöhen. Mehr als eine Stunde pro Tag sollte man allerdings nie in der prallen Sonne »schmoren«.

Heilklima für die Schuppenflechte

Das Gebiet am Toten Meer ist mit bis zu 330 Sonnentagen pro Jahr einer der trockensten Orte der Welt. Hier herrschen ein hoher atmosphärischer Druck und eine sehr niedrige Luftfeuchtigkeit, was zu einer schnellen Verdunstung des Meerwassers führt, wobei ein natürlicher, das UV-B-Licht filternder Dunst entsteht. Deshalb können Schuppenflechtepatienten ihre Haut dort länger der UV-B-Strahlung aussetzen als anderswo, ohne die Gefahr eines Sonnenbrands. Das Meerwasser und der aufsteigende Dunst sind sehr mineralstoffreich. Beide enthalten 50-mal mehr Bromsalze als anderes Meerwasser und 15-mal mehr Magnesium. Brom wirkt beruhigend auf das Ner-

Alternative Therapie der Schuppenflechte

vensystem, Magnesium antiallergisch auf Haut und Lungen. Darüber hinaus hat diese Luft den höchsten Sauerstoffgehalt und eine sehr niedrige Feuchtigkeit. Insgesamt wirkt das Klima erfrischend, entspannend und regenerierend.

Heilkräftiges Salzwasser

Es sind die hohen Konzentrationen an Kalium-, Brom- und Magnesiumsalzen, die das Wasser des Toten Meers von »gewöhnlichem« Meerwasser unterscheiden. Diese besondere Zusammensetzung der Inhaltsstoffe wirkt schuppenlösend, senkt die Entzündungsneigung, lindert den Juckreiz und fördert die Regeneration gesunder Haut.

Im Gegensatz zu normalem Meerwassersalz (überwiegend Natriumchlorid) enthält Salz aus dem Toten Meer sowie auch der salzhaltige Schlamm mehr Kalium-, Brom- und Magnesiumsalze. Nachweisbare Heileffekte dieses Salzes sind schon bei Salzkonzentrationen von zwei bis acht Prozent bei 10- bis 20-minütiger Einwirkung zu erwarten. Die Salzaktivität wirkt ablösend auf Schuppen, entzündungshemmend, juckreiz- und schmerzstillend sowie hautregenerierend. Außerdem weiten sich durch die hohe Temperatur des Wassers die Blutgefäße, die Herz- und Kreislaufaktivität werden stimuliert. Die wichtigsten Anwendungsgebiete einer Badetherapie am Toten Meer sind die Schuppenflechte (Psoriasis), die Neurodermitis (atopische Dermatitis) und chronische Hautausschläge (Ekzeme) sowie rheumatische Erkrankungen.

Eine deutliche Verbesserung der Hauterscheinungen kann schon nach zwei Wochen eintreten. Im Durchschnitt wird eine anhaltende Verbesserung nach drei bis vier Wochen Kuraufenthalt beobachtet. Die Tote-Meer-Kur ist jedoch nicht gerade billig. Berücksichtigt man aber die Kosten von zahllosen Arztbesuchen, die Ausgaben für teure Arzneimittel und indirekte soziale Folgekosten, erscheint die Kurbehandlung als eine durchaus sinnvolle Therapiealternative.

Badetherapie zu Hause

Nicht jeder Schuppenflechtepatient kann sich einen Aufenthalt am Toten Meer leisten, aber es gibt auch die Möglichkeit, die Heilkraft von Salzwasserbädern zu Hause zu nutzen.

MARTINAS GESCHICHTE

Martina litt seit 24 Jahren an Psoriasis und hatte jede verfügbare Therapie ausprobiert: Glukokortikoide, PUVA, Thermalbadekuren, Homöopathie – jedoch ohne Erfolg. Sie litt auch an psoriatischer Gelenkentzündung; zwei Operationen am rechten Knie hatte sie bereits hinter sich. In ihrer Verzweiflung entschloss sie sich zu einer Kur am Toten Meer als letzten Therapieversuch. Schon nach einigen Tagen verbesserten sich ihre Hauterscheinungen und nach zwei Wochen waren sie fast ganz verschwunden. Zu ihrer Überraschung verringerten sich auch die Gelenkbeschwerden so deutlich, dass sie wieder völlig normal gehen konnte; die geplante Knieoperation wurde auf unbestimmte Zeit verschoben. Auch ein Jahr nach ihrem Kuraufenthalt am Toten Meer hielt der Besserungsprozess an den Gelenken noch an.

Salz aus dem Toten Meer

Salz aus dem Toten Meer, aber auch das preiswertere Haushaltssalz, kann als Badezusatz für eine Hauskur verwendet werden. Am besten ist es, wenn man sich vorher von seinem Arzt über die Durchführung dieser unterstützenden Therapie beraten läßt.

Die Menge des Salzes, die man dem Badewasser zusetzt, richtet sich grundsätzlich nach dem subjektiven Empfinden des Patienten – dabei liegen die Konzentrationen in der Regel zwischen zwei und acht Prozent. Eine höhere Konzentration an Salz wird vor allem von älteren Patienten mit Gelenkbeschwerden oder mit einer psoriatischen Gelenkentzündung als sehr wohltuend empfunden. In einem Salzbad sollte man etwa 15 bis 20 Minuten verweilen.

Bei Hauterkrankungen, die mit einem erhöhten Wasserverlust verbunden sind, wie Neurodermitis oder Psoriasis, sind medizinische Ölbäder sinnvoll. Der Hautzustand bessert sich, der Juckreiz lässt deutlich nach.

Alternative Therapie der Schuppenflechte

> **TIPS FÜR EINE KUR AM TOTEN MEER**
>
> ✷ Reden Sie mit Ihrem Arzt oder Therapeuten über die Möglichkeit, eine Kur am Toten Meer durchzuführen.
>
> ✷ Fragen Sie bei Ihrer Krankenkasse nach der Kostenübernahme.
>
> ✷ Überlegen Sie, welche Zeit für Sie am besten ist. Bedenken Sie, dass im Hochsommer die Temperaturen auf 40 °C steigen.
>
> ✷ Informieren Sie sich bei einem Reiseveranstalter über Kosten und Termine. Vergleichen Sie verschiedene Angebote.
>
> ✷ Eine Therapie mit Glukokortikoiden muss vier Wochen vor Kurbeginn unter ärztlicher Kontrolle stufenweise abgesetzt werden.
>
> ✷ Am ersten Tag Ihres Kuraufenthalts (in der Regel vier Wochen) werden Sie ärztlich untersucht – dermatologisch und internistisch.
>
> ✷ Nehmen Sie Schreibzeug und ein kleines Heft mit, in das Sie Ihre Therapiefortschritte oder für Sie besonders wirksame und empfehlenswerte Behandlungen notieren können.

Für zahlreiche Psoriasispatienten hat sich eine häusliche Badekur mit Salzzusätzen als wohltuend und lindernd erwiesen. Der Salzgehalt des Badewassers kann individuell dosiert werden; die tägliche Badedauer sollte 15 bis 20 Minuten betragen.

Salzbäder werden vor allem bei Schuppenflechte, Neurodermitis und chronischen Ekzemen mit großem Erfolg eingesetzt. Ihre Wirksamkeit bei diesen Hauterkrankungen haben zahlreiche wissenschaftliche Untersuchungen nachgewiesen. Hoch konzentrierte Salzbäder lockern die Schuppung bei Psoriasis und regen die Flüssigkeitsbewegung in der Haut an. Aus dem Badewasser dringen Mineralstoffe, vor allem Magnesium und Kalzium, aber auch Natrium- und Kaliumionen, in die Haut ein und aktivieren den Stoffwechsel. Ein Salzbad hemmt die Entzündungsaktivität, stillt Juckreiz und lindert die Schmerzen, regeneriert die Haut und wirkt außerdem regulierend auf die Teilungsaktivität der Hautzellen.

SCHÖNHEITSBAD NACH KLEOPATRA

* 1 Teelöffel Oliven- oder Rapsöl
* 1/4 Liter Milch
* Mit dem Mixer oder Schneebesen verrühren, bis keine Fettaugen mehr erkennbar sind.
* Die Emulsion ins Badewasser geben.
* Keine Seife oder Schaumbadzusätze verwenden
* Nach dem Bad die Haut nur abtupfen.

Gibt man sehr hohe Salzkonzentrationen ins Badewasser, können Hautreizungen mit Rötung, Brennen und Jucken auftreten. Man sollte auch möglichst nicht zu lange bei zu hoher Temperatur baden, weil sonst die Haut sehr schnell austrocknet. Patienten mit Herz-Kreislauf-Erkrankungen wird geraten, die Badetherapie nur unter ärztlicher Aufsicht durchzuführen. Beeinträchtigungen oder Nebenwirkungen bei einer längerfristigen Anwendung von Steinsalz oder Salz aus dem Toten Meer sind nicht bekannt.

Auch bei Kindern können Salzbäder bedenkenlos angewendet werden. Während eines akuten Schubes der Schuppenflechte ist die Salzbadetherapie jedoch nicht zu empfehlen.

Kräuterbad

Für ein wohltuendes Kräuterbad benötigen Sie 250 Gramm Meersalz, einen Löffel Apfelessig, 15 Gramm Kamillenblüten und eine Tasse Hafer. Die Kamillenblüten und den Hafer kochen Sie fünf Minuten; dann geben Sie alle Zutaten ins Badewasser und baden etwa 20 Minuten darin – auf keinen Fall Seife oder Syndets benutzen! Anschließend trocknen Sie sich ab und reiben die Haut mit pflanzlichen Ölen (beispielsweise Oliven- oder Mandelöl) sorgfältig ein. Die beste Zeit für ein solches Kräuterbad ist vor dem Zubettgehen.

Bitte beachten Sie: Wer mit dem Herzen oder dem Kreislauf Probleme hat, sollte vor einer Salzbadekur seinen Hautarzt konsultieren. Außerdem können bei sehr hohen Salzkonzentrationen Hautreizungen auftreten, die mit Brennen und Juckreiz verbunden sind. In diesem Fall sollte man Salzkonzentration und Badetemperatur verringern.

Psyche und Emotion

Lange Zeit glaubten die Menschen, dass Körper und Geist (Psyche) voneinander getrennt seien und eigenständig funktionierten. Heute wissen wir jedoch, dass Körper und Geist eine untrennbare Einheit bilden.

Teufelskreis Stress

Stressbezogene Beschwerden und Erkrankungen:
* Akne
* Angina pectoris
* Asthma bronchiale
* Bluthochdruck
* Ekzeme
* Entzündliche Darmerkrankungen
* Exzessives Schwitzen
* Haarausfall
* Hautausschläge
* Herpesinfektionen
* Impotenz
* Juckreiz
* Magengeschwüre
* Migräne

Plötzliche Angst oder Wut kann Herzklopfen und schnelle Atmung hervorrufen. Vielleicht wird Ihnen in einer solchen Situation heiß, Sie beginnen zu schwitzen und möglicherweise wollen Sie nur eins: zuschlagen oder wegrennen. Ereignisse des modernen Lebens stimulieren vielfach Stressreaktionen. Nicht nur das Gefühl der ständigen Überforderung ist belastend, eine Unterforderung kann ebenso Stress auslösen.

Stress an sich ist aber noch nicht schädlich. Wir brauchen sogar eine gewisse Menge davon, um aktiv zu werden; Stress treibt uns an und kann leistungsfördernd wirken. Aber es ist nur eine hauchdünne Linie, die den motivierenden vom schädlichen Stress trennt.

Möglicherweise sind Menschen, die an Schuppenflechte leiden, stressempfindlicher als andere – Untersuchungsergebnisse deuten jedenfalls darauf hin.

Menschen mit Psoriasis sind in einem Teufelskreis gefangen. Sie wissen nur zu gut, wieviel Stress diese Erkrankung mit sich bringt und sie wissen auch, dass Stress eine der wichtigsten Auslösefaktoren für Hauterscheinungen ist. In dieser Situation wird die Psyche auf eine harte Probe gestellt.

* Psoriasis unterminiert Selbstwertgefühl und Selbstvertrauen.
* Die Unberechenbarkeit der Krankheitsschübe kann Unsicherheit und Depression verursachen.
* Der Lebensablauf wird durch die Hauterkrankung und unangenehme Therapien bestimmt.

Die seelische Belastung verringern

> **PANZER DER ANGST**
>
> Manche Therapeuten glauben, dass nicht die Psoriasis einen Verlust des Selbstwertgefühls verursacht, sondern fehlendes Selbstwertgefühl zu der Krankheit führt: Wer sich unbedeutend fühlt, schüchtern ist und kein Selbstbewusstsein hat, baut eine Mauer auf, hinter der er sich verstecken kann. Je größer die Angst, desto dicker der Hautpanzer.

Da Stress für Psoriasis eine große Rolle spielt, sind Behandlungen, die Stress abbauen, (z. B. Entspannungstechniken) von ganz besonderer therapeutischer Bedeutung. In vielen Fällen ist ihre Anwendung sehr erfolgreich.

Wege zur Entspannung

Es gibt viele Therapieansätze, die helfen sollen, Stress abzubauen. Der Schlüssel zum Erfolg dabei ist die richtige Entspannung, denn ein entspannter Körper erholt sich schneller und ist widerstandsfähiger gegen physischen und psychischen Stress. Aber Entspannung zu erreichen, ist nicht so einfach; bewährte Entspannungstechniken können dabei helfen.

Alle Entspannungstechniken erfordern regelmäßiges Training und viel Geduld. Wenn Sie mit Willenskraft und Ausdauer vorgehen, werden Sie Ihr Ziel erreichen.

Es gibt eine ganze Reihe bewährter Entspannungstechniken, die jeder erlernen und anwenden kann. Etwas Zeit und Geduld wird man aber aufwenden müssen, bevor man die gewählte Methode so beherrscht, dass die gewünschte Entspannungswirkung auch zuverlässig eintritt.

Atementspannung

Atmen bedeutet Leben.

Kurze und flache Atemzüge sind Kennzeichen von Erregung und Stress; tiefe Atemzüge, die die Bauchatmung und das Zwerchfell aktivieren, wirken entspannend. Versuchen Sie, Stresssituationen mit ein paar bewussten tiefen Atemzügen unter Kontrolle zu bekommen.

Erste Hilfe bei psychischem Stress: Erst einmal tief durchatmen!

Alternative Therapie der Schuppenflechte

✳ Stoppen Sie Ihre Atmung kurz. Atmen Sie langsam ein und zählen Sie dabei bis zehn. Konzentrieren Sie sich darauf, die Bauchmuskulatur nach außen (Einatmen) beziehungsweise nach innen (Ausatmen) zu drücken.

✳ Suchen Sie sich einen ruhigen Platz. Legen Sie sich flach auf den Boden, schließen Sie die Augen und nehmen Sie mit geschlossenem Mund durch die Nase ein paar tiefe Seufzeratemzüge. Atmen Sie ruhig weiter und konzentrieren Sie sich auf die Entspannung in jedem Körperteil. Beginnen Sie mit den Zehen, die Sie zehn Sekunden anspannen und dann loslassen.

Für Meditationsübungen ist ein ruhiger Platz, am besten in der Natur, besonders wichtig

✳ Tun Sie dasselbe mit dem ganzen Fuß, den Unterschenkeln, den Knien, den Oberschenkeln, den Hüften, dem Bauch, den Fingern, den Armen, den Schultern und dem Nacken.

✳ Spannen Sie zum Abschluss das Gesicht an und lassen Sie es dann sanft locker. Sie liegen nun ruhig atmend, der gesamte Körper ist weich und entspannt. Bleiben Sie etwa fünf Minuten lang so liegen. Danach öffnen Sie die Augen, strecken sich, rollen sich auf die Seite und stehen auf.

✳ Diese Übung können Sie bei Bedarf zweimal täglich durchführen.

Meditation

Meditation geht noch weiter als die einfache Atementspannung. Mit Meditation versucht man den Fluss der Gedanken einige Zeit zu verlangsamen, sich eine Weile zu erfrischender Ruhe zu bringen. Durch Meditation werden Gehirnaktivität, Muskelspannung, Blutdruck und Kreislauffunktion günstig beeinflusst. Diese Entspannungstechnik kann man in Kursen der Volkshochschulen, in Gesundheitsparks oder bei privaten Institutionen erlernen.

Die nachfolgend beschriebene einfache Meditation können Sie ohne Vorkenntnisse ausführen.

✳ Setzen Sie sich an einem ruhigen Platz aufrecht auf einen Stuhl. Die Füße stellen Sie flach mit maximalem Kontakt auf den Boden. Die Handflächen legen Sie auf ihre Oberschenkel. Schließen Sie nun die Augen und stellen Sie sich dabei vor, dass Ihr Kopf nach oben gezogen wird und Ihre Wirbelsäule sich senkrecht aufrichtet.

✳ Atmen Sie langsam und tief durch die Nase ein und stellen Sie sich vor, dass Sie mit Ihrem Atem durch die Lungen bis hinunter in den Bauch reisen und wieder zurück. Machen Sie lange Atemzüge. Beim Ein- und Ausatmen können Sie bis fünf oder zehn zählen.

✳ Konzentrieren Sie sich auf Ihr Meditationsobjekt. Das kann der Atem sein, den Sie in Ihrer Vorstellung durch die Nasenöffnungen ein- und ausströmen sehen. Es können auch Gegenstände sein, die in Ihrer Vorstellung existieren und die Sie in allen Einzelheiten mit Ihrem inneren Auge betrachten sollten. Oder sie sagen sich Wörter wie Ruhe, Friede.

✳ Lassen Sie sich nicht stören, wenn Ihre Aufmerksamkeit für das Meditationsobjekt nachlässt oder wandert, das ist völlig normal. Lassen Sie die Gedanken vorbeiziehen, beobachten Sie, wie Gedanken kommen und gehen und wenden Sie Ihre Aufmerksamkeit wieder sanft Ihrem Meditationsobjekt zu.

Durch Meditation gelingt es, den dahinjagenden Fluss der Gedanken zu verlangsamen, zu ordnen, zu regulieren. Durch die Konzentration auf ein gedankliches Meditationsobjekt findet man zu innerer Ruhe und entspannter Gelassenheit.

Alternative Therapie der Schuppenflechte

* Im Idealfall machen Sie diese Übung 10 bis 20 Minuten lang zweimal täglich. Stellen Sie am besten einen Küchenwecker, damit Sie nicht an die Zeit denken müssen.

Autogenes Training

Das autogene Training ist die bei uns bekannteste Form der Meditation. Sie wird mit großem Erfolg bei vielen Erkrankungen als unterstützende Therapie eingesetzt. Durch Konzentrationsübungen und suggestive Sätze (»Ich bin vollkommen entspannt« oder »Meine Schuppenflechte wird besser«) wird ein Zustand der Ruhe und Entspannung erreicht.

Das autogene Training umfasst drei Stufen:
* Grundübungen zur Muskelentspannung, die als Wärmegefühl erlebt wird
* Positive Beeinflussung des vegetativen Nervensystems (Herz und Bauchorgane)
* Schrittweiser Aufbau spezieller meditativer Vorstellungen

In den Basisübungen »denkt« man verschiedene Teile des Körpers (Füße, Beine, Hände, Arme, Schulter, Nacken) schwer und warm, den Herzschlag stark und regelmäßig, den Bauch entspannt und warm und die Stirn kühl. Fragen Sie Ihren Therapeuten, ob autogenes Training für Sie geeignet ist. Wenn ja, schließen Sie sich am besten einer Trainingsgruppe an.

Das autogene Training erlernt man am sichersten in einer Trainingsgruppe unter Anleitung eines erfahrenen Therapeuten. Ihr Arzt wird Ihnen sagen, ob diese Entspannungsmethode für Sie geeignet ist und Ihnen die erforderlichen Kontakte zu einem Übungskreis vermitteln.

Yoga und Tai Chi

Yoga ist eine aus Indien stammende Disziplin und aktive Form der Meditation. Mit einer Kombination aus Atemtechniken und körperlichen Übungen wird das körperlich-geistige Energiegleichgewicht wiederhergestellt und gestärkt. Im Idealfall führt Yoga zu vollkommener Entspannung, stärkt die allgemeine körperlich-geistige Verfassung, kräftigt die Wirbelsäule

Aktive Meditation

und verbessert die gesamte Durchblutung. Für Schuppenflechtepatienten ist Yoga in jedem Fall geeignet. Yogakurse werden in vielen Orten angeboten.

Die chinesische Form der aktiven Meditation ist Tai Chi (im Volksmund Schattenboxen genannt). Diese Art der Meditation stärkt und erfrischt den ganzen Körper, regt die Durchblutung an, aktiviert die tiefe und regelmäßige Atmung, verlangsamt den Gedankenfluss und reguliert die körperlich-geistige Balance. Tai Chi kann sehr anstrengend sein. Fragen Sie Ihren Therapeuten, ob Tai Chi für Sie in Frage kommt oder probieren Sie es einfach aus. Schulen, die diese Meditationsform vermitteln, gibt es in vielen Städten.

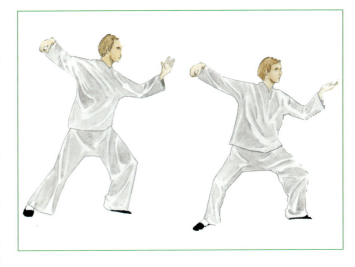

Tai Chi – die traditionelle chinesische Variante aktiver Meditation sorgt für körperlich-geistige Entspannung.

Visualisierung

Diese Technik beruht im Prinzip darauf, mit dem geistigen Auge das zu sehen, was man zu sehen wünscht. Viele Therapeuten und Ärzte glauben, dass die Vorstellungskraft (Imagination) die Selbstheilungskräfte des Körpers auf fast unglaubliche Art und Weise aktivieren und stärken kann. Obwohl Studien gezeigt haben, dass die Visualisierung, zusätzlich zur Meditation eingesetzt, zu keinen messbaren Wirkeffekten geführt hat, gibt es doch unzählige Erfahrungsberichte von Patienten, bei denen Visualisierungen zu dramatischen Heilerfolgen geführt haben. Krebspatienten stellten sich vor, dass weiße Blutzellen, gleichsam wie edle Ritter, feindliche Krebszellen töteten.

Imagination soll die Selbstheilungskräfte des Körpers mobilisieren. Psoriasispatienten, berichten, durch Anwendung der Visualisierung ein Abklingen der Hauterscheinungen erreicht zu haben.

Alternative Therapie der Schuppenflechte

Patienten mit Psoriasis, die die Visualisierungstechnik anwenden wollen, können sich etwa folgendes vorstellen:

✳ Sie liegen in der Sonne und beobachten, wie die wärmenden Strahlen schuppige Hautflecken wegschmelzen.

✳ Sie gehen am Strand spazieren und eine warme Meeresbrise bläst Ihre Schuppen einfach weg.

✳ Sie schwimmen im Meer und plötzlich verschlucken Fische Ihre Schuppen. Sie können beobachten, wie Ihre Haut allmählich seidenglatt und rein wird.

Sie können Ihre Fantasie für Ihre persönliche Anti-Psoriasis-Imagination einsetzen.

Positive Verstärkung

Durch eine gezielte Autosuggestion kann die positive Verstärkung der Gedanken erreicht werden. Menschen, die unter Schuppenflechte leiden, stärken dadurch ihr Selbstbewusstsein und vermindern den mit der Krankheit verbundenen emotionalen Stress deutlich.

Die bekannteste Entspannungsmethode dieser Kategorie ist die Autosuggestion nach Coué. Benannt wurde sie nach dem französischen Apotheker Émile Coué (1857–1926).

Positive Verstärkung wird dadurch erzeugt, dass bestimmte Sätze laut oder in der geistigen Vorstellung ausgesprochen mehrmals täglich wiederholt werden. Die Suggestivformeln sollen nicht allgemein, sondern immer auf Sie persönlich bezogen sein. Patienten, die an Psoriasis leiden, könnten sich etwa folgende Sätze sagen:

✳ Meine Haut ist kühl, glatt und rein.
✳ Meine Haut wird sofort heilen.
✳ Ich bin entspannt und im Einklang mit der Welt.
✳ Ich will, dass meine Schuppenflechte ab sofort besser wird.

Man nimmt an, dass negative Gedanken (»Meine Psoriasis kommt immer wieder«; »Ich habe nie eine schöne Haut«) das Befinden einer Person stark negativ beeinflussen. Egal, ob man an diese Botschaften glaubt oder nicht, offensichtlich wirkt ein negatives psychisches Programm immer negativ. Sie können mit der Autosuggestion jeden negativen Gedanken, den Sie wahrnehmen, bewusst durch einen positiven ersetzen.

Die Kraft der Suggestion

> **POSITIVE AUTOSUGGESTION NACH COUÉ**
>
> ✳ Wählen Sie Ihren persönlichen positiven Satz zur Psoriasis.
> ✳ Suchen Sie sich, sooft Sie Zeit haben, einen ruhigen Ort, setzen Sie sich auf einen Stuhl und sprechen Sie Ihren Satz.
> ✳ Wiederholen Sie ihn etwa zwanzigmal mit eintöniger Stimme, ohne auf den Inhalt zu achten.

Hypnose und Hypnotherapie

Die Hypnose ist ein seit Jahrtausenden bekanntes psychotherapeutisches Verfahren. In der Medizin wird diese Methode seit langem zur unterstützenden Behandlung bei Angst- und Schmerzzuständen sowie zur Entspannung eingesetzt.

Zur Hypnose sitzt oder liegt der Patient bequem und fixiert die Augen des Therapeuten oder einen bestimmten Gegenstand, während der Therapeut mit monotoner Stimme ein Gefühl der Schwere und Gelöstheit suggeriert. Wenn eine Person hypnotisiert ist, tritt eine entspannte Bewusstseinslage ein. Der Blutdruck, die Herzleistung, der Kreislauf und das vegetative Nervensystem beruhigen und normalisieren sich, Atmung sowie Darmtätigkeit verlangsamen sich, bis ein meditationsähnlicher Zustand eintritt. In tief entspannter Hypnose sind Menschen für Botschaften (Suggestivformeln) empfänglich, deren Wirkung auch nach der Sitzung eine Zeit lang anhält.

Hypnose kann stressbelastete Erkrankungen günstig beeinflussen. Der Hypnotherapeut wird dem Patienten Botschaften übermitteln, die sein Selbstvertrauen stärken und die seine Kontrolle von Angst- und Stresssituationen verbessern. Wenn Sie Hypnose einmal ausprobieren wollen, erkundigen Sie sich nach einem seriösen Hypnotherapeuten. Er wird Ihnen sicher auch die Technik der Selbsthypnose (Autosuggestion) für die Anwendung zu Hause vermitteln.

Neben der Hypnosetherapie, die von einem Therapeuten durchgeführt wird, eignet sich auch die Technik der Selbsthypnose dazu, krankheitsbedingten Stress abzubauen. Eine Anleitung für dieses Verfahren erhalten Interessierte bei einem Arzt oder einem Psychotherapeuten.

Alternative Therapie der Schuppenflechte

Der behandelnde Facharzt kann am besten entscheiden, ob und welche Psychotherapie für das individuelle Krankheitsbild geeignet ist.

Psychotherapie

Mit Hilfe psychotherapeutischer Verfahren können verborgene Problembereiche aufgedeckt werden, die Stress oder emotionale Störungen verursachen. Die Psychotherapie zielt darauf ab, durch die Freilegung der Problematik des Patienten ein Verständnis dieser Problematik herbeizuführen. Eine Psychotherapie kann beim Patienten dazu führen, dass es durch die Bewusstmachung der Problematik zu einem Verständnis und besseren Umgang mit dieser Problematik kommt.

Es gibt zahlreiche und unterschiedliche psychotherapeutische Verfahren. Beraten Sie sich mit Ihrem Arzt, welches für Sie die beste Therapie ist. Sie sollten sich darauf einstellen, dass Sie mehrere Therapien ausprobieren müssen, bevor Sie die für Sie richtige finden. Es geht nicht darum, Antworten vom Therapeuten zu bekommen, sondern Sie sollen Ihr Selbstbewusstsein und Ihr Selbstwertgefühl wiederfinden.

Ein Psychotherapeut kann Psoriasispatienten helfen, besser mit ihrer Krankheitsproblematik umzugehen.

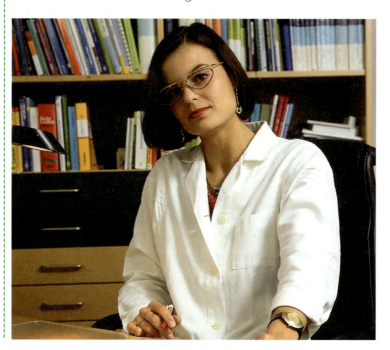

Formen der Psychotherapie bei Psoriasis

Verhaltenstherapie
Bei auf Stress zurückzuführenden Erkrankungen, irrationalen Ängsten und Angsterkrankungen häufig erfolgreich

Kognitive Therapie
Dient der Aufdeckung verdeckter Blockaden durch negative Erfahrungen in der Vergangenheit, die Problembewältigungsstrategien negativ beeinflussen

Gestalttherapie
Bewusstmachung des eigenen Denkens und Handelns. Bei ängstlichen und verspannten Menschen mit Kommunikationsstörungen häufig wirksam

Transaktionsanalyse
Bewusstes Verhalten durch Kennenlernen des inneren Ich (Kind-Ich, Eltern-Ich, Erwachsenen-Ich)

Psychodrama
Training von Problembewältigungsstrategien durch Darstellung von Lebenssituationen. Besonders wirksam bei Menschen, die Schwierigkeiten haben, Beziehungen zu anderen aufzubauen

Gruppentherapie
Eine Therapie in der Gruppe kann bei manchen Patienten wirksamer sein als eine Einzeltherapie. Der Vorteil für Menschen, die an Schuppenflechte leiden, könnte darin liegen, dass man über seine Probleme mit anderen Betroffenen sprechen und dadurch zu einem vernünftigen Umgang mit der Krankheit finden kann. Die Psoriasisgesellschaft berät Sie über Schuppenflechtetherapiegruppen in Ihrer Umgebung.

Diese Auswahl psychotherapeutischer Verfahren stellt nur einen kleinen Ausschnitt der therapeutischen Mittel dar, über die Psychotherapie heute verfügt. Prüfen Sie vor einer Entscheidung für die eine oder andere Methode, welche Kosten Ihnen dabei entstehen bzw. welche die Krankenkasse übernimmt.

Ganzheitliche Therapien

Ganzheitliche Therapiesysteme widmen sich der Behandlung des ganzen Menschen, nicht nur den Symptomen einer Krankheit. Bei Schuppenflechte werden vor allem Homöopathie, Akupunktur und Akupressur, Pflanzenmedizin (Phytotherapie) und Reflextherapie eingesetzt. Ganzheitliche Therapien werden in der Regel nicht von den Krankenkassen bezahlt, sondern müssen vom Patienten selbst finanziert werden. Erkundigen Sie sich bei Ihrer Krankenkasse nach Möglichkeiten der Kostenerstattung.

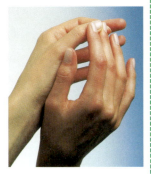

Die Akupressur gehört zu den ganzheitlichen Therapien, die bei der Behandlung der Schuppenflechte erfolgreich angewendet werden.

Homöopathie

Die Homöopathie ist ein Heilsystem, dessen Prinzipien auf den altgriechischen Arzt Hippokrates (5. Jh. v. Chr.) zurückgehen und das von dem deutschen Arzt Samuel Hahnemann (1755–1843) entwickelt wurde. Die Methoden der Homöopathie waren lange Zeit heftig umstritten. Dieses Heilsystem galt in der Schulmedizin als vollkommen unwirksam (Placeboeffekt). Von vielen wurde sie sogar als Scharlatanerie bezeichnet. Heute behandeln neben Heilpraktikern auch zahlreiche schulmedizinisch ausgebildete und naturheilkundlich geschulte Ärzte nach homöopathischen Grundsätzen.

Die Bezeichnung Homöopathie entstand aus dem Griechischen: »homoios« (ähnlich) und »pathos« (leiden). Im Gegensatz dazu wird die konventionelle Medizin auch als Allopathie (»allos« = verschieden) bezeichnet.

Die Homöopathie wird heute auch in weiten Bereichen der so genannten Schulmedizin anerkannt.

Grundsätze der Homöopathie

Die Homöopathie nach Samuel Hahnemann beruht auf drei Grundsätzen:

✳ **Ähnlichkeitsregel (Simileprinzip)**
Nach Ansicht Hahnemanns wird »Ähnliches durch Ähnliches geheilt« (d.h. Wahl der Arznei nach der Ähnlichkeit der subjektiven und objektiven Krankheitssymptome). Ein Heilmittel kann in größerer Dosis beim Gesunden eine Erkrankung erzeugen, in kleiner Dosis beim Kranken heilkräftig wirken.

✳ **Arzneimittelprüfung am Gesunden**
Hahnemann prüfte an sich und seiner Familie die Wirkung von etwa hundert Mitteln und gelangte dadurch zu einer Vorstellung von Arzneimittelwirkungen bei Gesunden.

✳ **Homöopathische Verdünnung**
Substanzen von Pflanzen, Tieren, tierischen Produkten und Mineralstoffen werden zu einer Urtinktur verarbeitet und schrittweise verdünnt, um die Heilkraft zu erhöhen und unerwünschte Nebenwirkungen auszuschalten. Die Verdünnungen werden auch als Potenzen bezeichnet. Hahnemann verdünnte in C-Potenzen (C1 = 1:100; C2 = 1:10000). Heute verwendet man hauptsächlich D-Potenzen (D1 = 1:10; D2 = 1:100; D3 = 1:1000 u.s.w.). Am häufigsten werden niedere (D1–D5) und mittlere Potenzen (D6–D12) verordnet.

Homöopathische Heilmittel haben den Vorzug, dass ihre Anwendung niemals irgendwelche Nebenwirkungen hervorruft. Ihre Wirkung ist darauf abgestimmt, dass sowohl die organische als auch die psychische Befindlichkeit des Patienten berücksichtigt wird.

Homöopathische Mittel sind die sichersten Heilmittel, die wir kennen. Man kann sie sogar bei Säuglingen und kleinen Kindern einsetzen. Trotz der Skepsis, die von der wissenschaftlichen Medizin dieser Heilmethode entgegengebracht wird, gibt es unzählige Hinweise, dass sie bei Menschen und Tieren wirksam ist. Da jeder Mensch als einzigartiges, unverwechselbares Wesen betrachtet wird, kennt die Homöopathie keine Heilmittel für Krankheiten, sondern nur individuell angepasste Heilmittel für den kranken Menschen.

Ganzheitliche Therapien

Wenn Sie also zur Behandlung der Schuppenflechte die Homöopathie ausprobieren wollen, sollten Sie nur einen geschulten Homöopathen aufsuchen. Die erste Sitzung kann länger als eine Stunde dauern, wobei die Verordnung der Heilmittel von der Beantwortung vieler Fragen (Persönlichkeit, Lebensstil, Gemütszustand, medizinische Vorgeschichte, Symptome) abhängig ist. Es kann sein, dass Sie mehrere Mittel verordnet bekommen, die sich auf verschiedene Problembereiche (Hautprobleme, psychische Probleme, Leberschwäche) beziehen. Wie lange Sie diese einnehmen müssen, hängt davon ab, wie lange die Probleme unterdrückt waren.

Ein gutes Zeichen für die positive Wirkung homöopathischer Mittel ist die so genannte Heilkrise, bei der es zu einer anfänglichen Verschlimmerung der Schuppenherde kommen kann. Dann aber klingen die Hauterscheinungen von oben nach unten langsam aber stetig ab.

Ob die Therapie wirksam ist, erkennen Sie nach den Vorstellungen der Homöopathie daran, dass es zu der so genannten Erstverschlimmerung (Heilkrise) kommt, das heißt die Schuppenflechte kann sich kurzfristig verschlechtern. Da die Homöopathie annimmt, dass die Krankheit von oben nach unten über die Finger oder Zehen aus dem Körper austritt, sollte sich die Hautsymptomatik auch von oben nach unten langsam bessern – vorausgesetzt, es wurde das richtige Mittel gewählt.

Es spricht nichts dagegen, wenn man homöopathische und allopathische Arzneimittel gleichzeitig verwendet, obwohl die Homöopathen ihren Patienten in der Regel empfehlen, auf herkömmliche Arzneimittel zu verzichten.

Akupunktur

Dieses chinesische Heilsystem hat eine Tradition von mehr als 5000 Jahren. Akupunktur beruht auf der Vorstellung, dass es eine Lebenskraft oder Energie gibt, die durch den menschlichen Körper fließt, aber auch das gesamte Universum erfüllt. Unter Gesundheit versteht man in der Akupunktur das Gleichgewicht zweier entgegengesetzter Energieströme (yin und yang), die in zwölf Kanälen (Meridianen) über den Körper verteilt fließen. Ist der Energiefluss blockiert oder unausgewogen,

Fernöstliche Therapien

kommt es zu Beschwerden oder Krankheiten. Energetische Unausgewogenheit kann zahlreiche Ursachen haben, beispielsweise angeborene Überempfindlichkeit, schlechte Ernährung, starke Emotionen, Drogen, Infektionen, Klimabedingungen, zu viel oder zu wenig Arbeit, Bewegung oder Sex.

Bei Therapiesitzungen kann der Akupunkteur feine Stahl-, Silber- oder Goldnadeln in die Akupunkturpunkte der Meridiane – es gibt etwa 2000 solcher Punkte – einstechen, um die Energiebalance beziehungsweise die Gesundheit wiederherzustellen. Vor der Behandlung sollte der Therapeut bei Ihnen die chinesischen Diagnosemethoden angewendet haben: beobachten, zuhören, riechen, befragen, Pulse fühlen und abtasten (Palpation). Sie werden über Ihre Gesundheit und zu Ihrem Lebensstil befragt, der Therapeut beobachtet Ihre Haltung und schaut Ihnen zu, wie sie gehen und sitzen. Er wird Ihre Zunge, Ihr Haar und Ihren Hauttonus prüfen und Ihrer Stimme lauschen; er wird Ihren Bauch abtasten und den Puls der zwölf Meridiane des Körpers kontrollieren.

Die Akupunkturnadeln werden etwa fünf Millimeter tief, in der Regel ist das schmerzlos, an den ausgewählten Punkten eingestochen. Dort werden sie dann etwa fünf bis zehn Minuten belassen. Achten Sie unbedingt darauf, dass nur sterilisierte Nadeln benutzt werden (Infektionsgefahr).

Ein wissenschaftlicher Nachweis der Körpermeridiane ist bislang noch nicht gelungen. Dennoch wird die Behandlung mit Akupunktur zunehmend auch bei

Nach den Vorstellungen der Traditionellen Chinesischen Medizin ist der menschliche Körper mit einem unsichtbaren Netz von »Energiebahnen«, den Meridianen, bedeckt, auf denen sich die Akupunkturpunkte befinden.

Ganzheitliche Therapien

uns von naturheilkundlich geschulten Ärzten durchgeführt – und das mit großem Erfolg. In vielen Krankenhäusern setzt man Akupunktur in der Schmerztherapie oder auch in der Geburtshilfe ein. Forschungsergebnisse haben gezeigt, dass durch Akupunktur die Ausschüttung körpereigener, schmerzstillender Substanzen (Endorphine) stimuliert wird.

Bei der Behandlung der Schuppenflechte hat sich die Akupunktur bestens bewährt. Sie zielt in diesem Fall hauptsächlich darauf ab, das energetische Gleichgewicht im Bereich der Lunge wieder herzustellen, weil nach den Auffassungen der Traditionellen Chinesischen Medizin ein hier vorliegendes Ungleichgewicht die entscheidende Ursache für alle Erkrankungen der Haut ist.

Nach den Vorstellungen des chinesischen Heilsystems gehen Hautkrankheiten wie auch die Schuppenflechte auf ein energetisches Ungleichgewicht der Lungen zurück. Nach dieser Theorie reflektiert die Lungenenergie das Ausmaß der gesunden und konstruktiven Verbindungen, die das Individuum mit der Welt hat, in der es lebt. In der Lehre von der Akupunktur wird die Überzeugung vertreten, dass eine schlechte Lungenenergie auf eine entfremdete Persönlichkeit hindeutet.

FALLSTUDIEN ZUR AKUPUNKTUR

✳ Die 18-jährige Jenny litt seit zehn Jahren an tropfenförmiger Psoriasis. Nachdem sie zum wiederholten Male aus klinischer Behandlung entlassen worden war, entschloss sie sich zur Akupunktur. Nach drei Therapiesitzungen innerhalb eines Monats verbesserte sich ihr Hautzustand und nach insgesamt zwanzig Behandlungen im Lauf der folgenden neun Monate war ihre Haut praktisch erscheinungsfrei. Im folgenden Jahr trat nur ein leichter Psoriasisschub auf, der in einer einzigen Sitzung behandelt wurde. Vier Jahre später war Jennys Haut immer noch erscheinungsfrei.

✳ Der 66-jährige Jakob litt seit 40 Jahren an Psoriasis. Nach insgesamt sechzehn Sitzungen war seine Haut fast erscheinungsfrei. Sie blieb mit Hilfe von Wiederholungstherapien im Abstand von drei Monaten in diesem Zustand.

Eine Therapie der Psoriasis mit Akupunktur zielt deshalb häufig auf die Verstärkung des Energieflusses zwischen Haut und Lungen ab. In China werden zahlreiche chronische Erkrankungen erfolgreich mit Akupunktur behandelt. Nach Angaben erfahrener Therapeuten kann der Krankheitsverlauf einer Schuppenflechte mit Akupunktur in vielen Fällen günstig beeinflusst werden. Allerdings kann die mechanische Reizung beim Einstich der Akupunkturnadeln auch ein Auslösefaktor für Schuppenflechte sein.

Akupressur

Im Prinzip kann man sie als Akupunktur ohne Nadeln bezeichnen. Der Therapeut benutzt Finger und Hände, um Meridianpunkte zu stimulieren und den blockierten oder ungleichgewichtigen Energiefluss zu korrigieren. Bei fester Massage des richtigen Punktes kann ein deutlicher Schmerz auftreten. Akupressur können Sie auch selbst probieren: Halten Sie die sauberen warmen und trockenen Hände kurz über einen Akupressurpunkt, bewegen Sie dann eine Fingerspitze, bis Sie eine kleine Absenkung auf der Haut fühlen. Dort drücken Sie leicht, bis Sie fühlen, wie sich der Muskel entspannt. Erhöhen Sie den Druck, bis sich der Punkt weder warm noch kalt anfühlt und leicht pulsiert. Nach etwa drei Minuten lassen Sie los und gehen zum nächsten Punkt über.

Auch der heilende Fingerdruck bei der Anwendung der Akupressur kann ähnliche Wirkungen zeigen wie die Akupunktur. Die wichtigsten Akupressurpunkte für die Behandlung der Schuppenflechte finden Sie auf der folgenden Seite.

Mit Akupressur verwandte Techniken
* Shen Tao – benutzt sehr leichten Druck
* Jin Shen – die Berührung dauert einige Minuten und ähnelt einer Massage
* Do-In – Kombination aus Körper- und Atemübungen
* Shiatsu – japanische Akupressurform. Der Therapeut benutzt Finger, Daumen, Ellbogen, Knie und Füße für die Druckerzeugung.

Ganzheitliche Therapien

Akupressurpunkte bei Psoriasis

✳ Dickdarm 1: direkt unter der rechten Ecke des Zeigefingernagels

✳ Dickdarm 4: in der Handfläche in der Mitte des Muskels unter dem Daumen und auf dem Handrücken in der Mitte des Muskels zwischen Daumen und Zeigefinger

✳ Dickdarm 5: auf der Oberseite des Handgelenks, an der Seite, wo der Daumen ansetzt

✳ Dickdarm 30: im Winkel der Nasenflügel

✳ Milz 7: an der Rückseite der Beine, wo die Unterschenkelmuskulatur ansetzt

✳ Lunge 2: in der Absenkung unterhalb des Schlüsselbeins, wo die Schultermuskulatur ansetzt

In der Pflanzenheilkunde (Phytotherapie) werden ganze Pflanzen oder Pflanzenteile zu Heilzwecken als Arzneimittel zubereitet. Sie bilden nach wie vor den Hauptteil aller verwendeten Medikamente.

Pflanzenheilkunde

In der Pflanzenheilkunde (Phytotherapie) werden ganze Pflanzen oder Pflanzenteile zu Heilzwecken als Arzneimittel zubereitet. Die Pflanzenmedizin war und ist Bestandteil menschlicher Kultur. In den frühesten schriftlichen Zeugnissen, die sich mit medizinischen Fragen beschäftigen, werden bereits pflanzliche Heilmittel erwähnt. In unserer Zeit gilt die Phytotherapie vorwiegend als wertvolle Zusatz- oder Begleitbehandlung. Man sollte nicht vergessen, dass moderne synthetische Arzneimittel in der Regel von pflanzlichen Inhaltsstoffen abgeleitet wurden. Arzneipflanzen enthalten verschiedene Inhalts- und Wirkstoffe in unterschiedlicher Zusammensetzung. Dazu gehören u.a.: Alkaloide, ätherische Öle, Bitterstoffe, Saponine, Gerbstoffe, Glykoside oder Flavonoide. Als sekundäre Pflanzenstoffe gelten Vitamine und natürliche Geschmacks-, Duft- und Farbstoffe sowie Enzyme. Die Erforschung der Pflanzenwirkungen ist noch in den Anfängen.

Pflanzliche Arzneimittel können äußerlich (Cremes, Öle, Lotionen) und innerlich (Tees) angewendet werden.

DER KELTISCHE KRÄUTERTRANK

In Limerick, Irland, befindet sich die seit Generationen erfolgreich geführte Cherryfield Clinic, die sich auf pflanzenheilkundliche Therapie der Psoriasis spezialisiert hat. Die Behandlung stützt sich auf die so genannte Celtic Concoction, die aus dreißig traditionellen irischen Pflanzen besteht und in drei Stufen eingesetzt wird. Zunächst benutzen die Patienten sechsmal täglich bis zu vier Monate lang Cremes, die zehn einheimische Kräuter enthalten. Die Schuppung geht zurück, ein fast normaler Hautzustand kann erreicht werden. Gleichzeitig werden entgiftende Zubereitungen aus sechs Kräutern verabreicht und anschließend eine Tinktur mit 14 Kräutern. Die Behandlung dauert etwa neun Monate. Man glaubt, diese Therapie stabilisiert das hormonale Ungleichgewicht im Körper und stärkt die Selbstheilungskraft. Alkohol- und Nikotinabstinenz werden empfohlen, von säurehaltigen Nahrungsmitteln abgeraten. Die Therapieergebnisse der letzten zehn Jahre zeigten, dass der Kräutertrank bei vielen Fällen von Psoriasis zu einem länger anhaltenden normalen Hautzustand führte, wenn die Therapievorgaben strikt eingehalten wurden.

Eine irische Privatklinik kann auf beachtenswerte Erfolge bei der Psoriasisbehandlung verweisen. Durch eine Kombination von äußerlicher und systemischer Behandlung auf pflanzlicher Basis gelingt es dort, die Hautsymptome über einen längeren Zeitraum zum Abklingen zu bringen.

Für die Teezubereitung gilt:
* Harte Pflanzenteile (Hölzer, Wurzeln, Rinde, Stengel) kurz in Wasser aufkochen oder mit kochendem Wasser übergießen. Etwa zehn Minuten ziehen lassen, durch ein Teesieb abseihen.
* Früchte und Samen werden kurz gequetscht, mit kochendem Wasser übergossen und nach zehn Minuten abgeseiht.
* Blätter, Blüten und Kräuter (weiche Drogenteile) mit heißem Wasser übergießen und nach zehn Minuten abseihen.

Empfehlenswerte Fertigtees sind Kräutertees, Teebeutel und Instanttees. Folgende Maßeinheiten werden benutzt: 1 Tasse entspricht etwa 150 ml Wasser, ein Teelöffel etwa 5 g, ein gehäufter Teelöffel etwa 7 g und ein Esslöffel etwa 15 g. Pflanzendrogen sind zwar in der Regel besser verträglich als synthetische Arzneimittel, dennoch können auch hier schwere Nebenwirkungen vorkommen, wenn die Anwendungsvorschriften und die Dosierungen nicht beachtet werden.

Behandlung unter ärztlicher Kontrolle

Die Dauer der Behandlung ist von der individuellen Wirksamkeit und der Schwere der zugrunde liegenden Erkrankung abhängig. Um Risiken vorzubeugen, sollte die Therapie mit Pflanzendrogen unter ärztlicher Kontrolle stattfinden.

Die Phytotherapie wird bei der Schuppenflechte vorzugsweise als Begleitbehandlung angewendet. Die Heilmittelwirkungen zielen hierbei vor allem auf eine Entgiftung des gesamten Organismus ab unter besonderer Berücksichtigung der Leberfunktion.

Ein Hautreizmittel, das aus Pflanzen gewonnen wird, ist das so genannte Goa-Pulver. Dieses Pulver sammelt sich in den Höhlungen und Spalten der Stämme des tropischen Baumes Andira araroba. Goa-Pulver wird Salben oder Pasten zugesetzt, die man bei Psoriasis äußerlich anwendet.

Eine vielversprechende Heilpflanze zur äußerlichen Anwendung ist ein nordamerikanisches Sauerdorngewächs (Mahonia aquifolium), das fast genauso wirkt wie Dithranol, aber besser verträglich ist. Eine Beobachtungsstudie mit 400 Psoriatikern zeigte, dass mit homöopathischer Mahonia-Salbe eine Besserung der Erkrankung erzielt werden kann. Die Anwendung der Salbe kann auch mit einer UV-A-, UV-B-Phototherapie kombiniert werden. Das Rückfallrisiko vermindert sich und der Glukokortikoidverbrauch nimmt langfristig ab.

Bei der Behandlung der Schuppenflechte dient die Phytotherapie meist nur als begleitende Therapieform, die andere Behandlungsformen auf sinnvolle Weise ergänzt.

Energieblockaden aufheben

Reflextherapie

Sie wird schon seit Jahrtausenden in verschiedenen medizinischen Kulturen insbesondere zur Schmerzbehandlung eingesetzt. Die Reflextherapie geht davon aus, dass jeder Körperteil durch Energielinien mit Punkten oder Zonen auf der Fußsohle verbunden ist. Diese Energielinien entsprechen denen der Akupunktur und Akupressur. Blockaden oder ein Ungleichgewicht in den Energielinien können zur Krankheit führen. Wird die richtige Stelle auf der Fußsohle massiert, werden die Energielinien gereinigt und der natürliche Heilungsprozess kann durch den ungestörten Energiefluss wieder in Gang kommen. Zur Entspannung oder Schmerzlinderung bei Psoriasis kann ein begrenzter Versuch mit dieser Therapie sinnvoll sein.

Über die Massage bestimmter Zonen der Fußsohle wird der Energiefluss zu und in den Körperorganen angeregt und reguliert.

Als Reflexzonen oder Reflexpunkte der Psoriasis gelten die Bereiche von Leber, Nieren und Lungen. Auch eine Massage der Zonen, die die Bereiche des Sonnengeflechts (solar plexus) oder des Zwerchfells (diaphragma) darstellen, kann günstig sein. Manche Therapeuten stimulieren die Reflexzonen mit Druck- oder Eismassagen, Kühlsprays oder Elektrizität. Die Reflextherapie können Sie auch selbst durchführen, wenn Ihnen ein geschulter Therapeut die richtige Anwendung gezeigt hat.

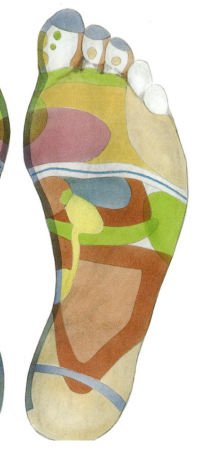

Kur und Rehabilitation

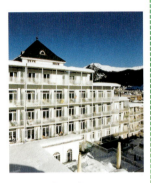

> Eine Kur unterscheidet sich von einer medizinischen Therapie darin, dass dabei nicht allein eine Erkrankung behandelt wird, sondern die Stabilisierung des Heilprozesses und der Gesundheit im Vordergrund stehen. Die Rehabilitation bemüht sich um die Wiedereingliederung des Kranken in den gewohnten häuslich-familiären und beruflichen Alltag.

Es gibt eine ganze Reihe namhafter Kureinrichtungen, die sich auf die Behandlung von Hautkrankheiten spezialisiert haben.

Im Zusammenhang mit der seit Jahren schrittweise erfolgenden Gesundheitsreform werden vor allem Kostenfragen erbittert diskutiert. Auf die Betroffenen selbst kommen immer mehr finanzielle Belastungen zu. Manche Leistungen sind von den Versicherungsträgern gänzlich gestrichen, bei anderen ist die Eigenbeteiligung drastisch erhöht worden.

Kuren bei Psoriasis

Das institutionalisierte Kurwesen, wie wir es heute kennen, wurde in der ersten Hälfte des 19. Jahrhunderts wiederbelebt und immer weiter ausgebaut und verbessert.

Klimakuren sind aber keine Errungenschaft der Neuzeit, sondern sie wurden bereits in der Antike empfohlen. Sonne, Wasser und Luft sind die wichtigsten Klimafaktoren. Bei chronischen Erkrankungen wirkt eine Kur heilsam, weil dabei verschiedene Gegebenheiten zusammenwirken: Ortswechsel, Baden im Meer, körperliche Aktivität, weder beruflicher noch familiärer Stress und eine gesunde Ernährung. Bei Schuppenflechte steht die positive Wirkung von Klimakuren fest.

Klimakuren haben sich bei der Therapie der Schuppenflechte als besonders günstig erwiesen.

Balneotherapien

> **EMPFEHLENSWERTE KUREN BEI PSORIASIS**
>
> * Balneotherapie – Badetherapie in Salzwasser oder in Sole
> * Balneophototherapie – Badetherapie in Salzwasser mit einer zusätzlichen Lichtbehandlung
> * Thalassotherapie – Badetherapie im Meer
> * Heliotherapie – Therapie mit dosierter Sonnenstrahlung

Seit dem Frühjahr 1997 gelten für die Finanzierung und Durchführung von Kuren folgende Bestimmungen:

* Patienten müssen für stationäre Kuren pro Tag DM 25,– zuzahlen, in den neuen Bundesländern DM 20,–.
* Möglicherweise müssen pro Woche zwei Urlaubstage geopfert werden – dies ist vom Arbeitgeber anhängig.
* Eine normale Kur dauert jetzt nur noch drei Wochen (vorher vier Wochen).
* Eine weitere Kur kann erst wieder nach Ablauf von vier Jahren beantragt werden.

Die Versicherungsträger geben darüber genaue Auskunft.

Informieren Sie sich vor einem Kurantrag bei Ihrer Krankenkasse über die geeigneten Kureinrichtungen sowie über die Kostenbelastung, die mit einem Kuraufenthalt verbunden ist.

Saubere Luft, Sonne und Salzwasser sind die besten Voraussetzungen, um eine Schuppenflechte erfolgreich behandeln zu können.

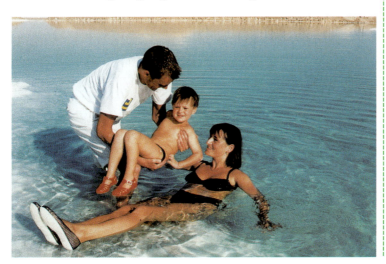

Kur und Rehabilitation

Psoriasispatienten sollten sich aber von diesen Bedingungen nicht abschrecken lassen und versuchen, einen Kuraufenthalt durchzusetzen, der zumindest teilweise von der Krankenkasse finanziert wird. Dem Kurantrag sollten Sie eine medizinische Stellungnahme Ihres Arztes beifügen. Für eine stationäre Kur muss aus dieser Stellungnahme unmissverständlich hervorgehen, dass wegen Ihres Krankheitszustandes eine klinische Kurbehandlung unbedingt erforderlich ist. Das Ziel muss sein, den Zustand der Krankheit zu verbessern und nicht, ihn nur zu stabilisieren – achten Sie unbedingt auf diese Feinheit in der Formulierung.

Wer sich die Unannehmlichkeiten und den Stress mit einem Kurantrag ersparen möchte, sollte sich überlegen, ob er nicht seinen Jahresurlaub in einem für die Erkrankung günstigen Klima verbringt.

Rehabilitation bei Psoriasis

Rehabilitationsmaßnahmen verfolgen aus Sicht der Krankenkassen folgende Ziele:
✳ Die bestehenden akuten Hautveränderungen und Beschwerden zu behandeln.
✳ Nach der Abheilung von akuten Hauterscheinungen zu versuchen, den gebesserten Hautzustand des Patienten so lange wie möglich aufrechtzuerhalten.

Es werden drei Formen der Rehabilitation unterschieden:
✳ Ambulante Maßnahmen am Wohnort. Das kann beispielsweise Physiotherapie oder Krankengymnastik sein.
✳ Ambulante Rehabilitationskur. Sie wird in anerkannten Kurorten und Heilbädern absolviert.
✳ Stationäre Maßnahmen. Sie werden ausschließlich in Sanatorien, Rehabilitationskliniken oder Schwerpunktkliniken durchgeführt.

Die stationäre Rehabilitation ist ein fester Bestandteil des deutschen Sozial- und Gesundheitssystems. Insbesondere bei allergischen und chronischen Erkrankungen der Haut oder der

Atemwege ist die stationäre Rehabilitation eine wichtige und wirksame Form der Behandlung, ganz besonders deswegen, weil die ambulante Therapie nicht immer erfolgreich ist – beispielsweise bei schwerer Psoriasis.

Niedergelassene Ärzte können Psoriasispatienten nicht in eine Rehabilitationsklinik einweisen. Sie können nur auf der Grundlage der Diagnose und der Beurteilung des aktuellen Krankheitsbildes eine Rehabilitationsmaßnahme empfehlen.

Für den Erfolg eines Rehabilitationsantrags sind folgende Punkte entscheidend:

✳ Die ärztliche Empfehlung ist als entsprechender Antrag mit ausreichender medizinischer Begründung an den zuständigen Leistungsträger zu richten.

✳ Der Rehabilitationsantrag muss ebenfalls an den zuständigen Leistungsträger gerichtet sein. Nur dann hat er Aussicht auf eine zügige und erfolgreiche Bearbeitung.

✳ Die zuständigen Leistungsträger können Krankenversicherungen, Rentenversicherungen und Unfallversicherungen sein. Bei einer Hauterkrankung, die möglicherweise beruflich bedingt ist, ist die Unfallversicherung zuständig.

Der Rehabilitationsantrag wird vom Leistungsträger geprüft. Mit Fragen sollten Sie sich immer an die Leistungsträger wenden. Da es sich um eine komplizierte Materie handelt, empfiehlt es sich, Kontakt mit anderen Betroffenen oder mit dem Deutschen Psoriasis-Bund aufzunehmen (Anschrift Seite 136).

In besonders schweren Fällen von Psoriasis ist eine stationäre Behandlung erforderlich, die durch sinnvolle Rehabilitationsmaßnahmen ergänzt werden sollte.

Höhenlagen um 2000 Meter eignen sich besonders gut für Rehabilitationskuren nach einer stationären Behandlung.

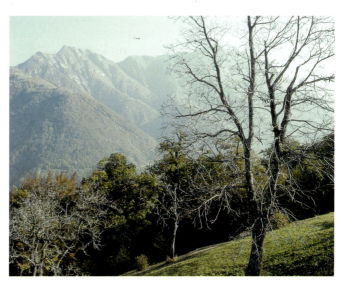

Glossar

Bei den Allergien unterscheidet man zwei Formen:
✳ *Soforttyp*
Hier können die allergischen Reaktionen auf den Reizstoff innerhalb von Stunden auftreten.
✳ *Verzögerter Typ*
Bei dieser Art sind die Reaktionen auf einen Reiz nach spätestens 48 Stunden sichtbar.

Allergie   Überempfindlichkeitsreaktion des Immunsystems

Antigen   Substanz, die das Entstehen eines Antikörpers bewirkt.

Antikörper   Eiweiß, das im Körper als Reaktion auf den Kontakt mit einem Antigen produziert wird.

Antiphlogistika   (griech.: anti = gegen, phlogizein = verbrennen, entzünden) Medikamente, die örtlich oder über die Blutbahn gegen Entzündungen wirken.

Arachidonsäure   Essenzielle mehrfach ungesättigte Fettsäure und Ausgangssubstanz für Entzündungsstoffe

Arthropathica   Mit einer Gelenkentzündung einhergehend (griech.: arthron = Gelenk, pathos = leidend)

Basalzellschicht   Unterste Oberhautschicht, die durch ständige Teilung weitere Zellen nachschiebt

Betablocker   Betarezeptorenblocker bzw. Medikamente, die bestimmte Hormonrezeptoren blockieren und bei Erkrankungen des Herz-Kreislauf-Systems eingesetzt werden

Chrysarobin   Naturprodukt schwankender Zusammensetzung, das im Goa-Pulver enthalten ist. Dieses pflanzliche Heilmittel ist dem Dithranol sehr ähnlich.

Derma   (griech.) Haut

Dermatologie   Lehre von den Hautkrankheiten

Dithranol   (Anthralin, Cignolin) örtlich anzuwendendes Mittel zur Behandlung der Schuppenflechte. Dithranol wird seit 1916 gegen die Schuppenflechte eingesetzt.

Dominanter Erbgang   Wenn auf zwei gleichen Chromosomen zwei verschiedene Vorgaben für ein Merkmal vorliegen, setzt sich die dominante Vorgabe durch und wird vererbt.

Ekzem Erkrankung der Oberhaut. Die Hauterscheinungen können jucken und schuppen.
Enzyme Proteine, die den Stoffwechsel beschleunigen und steuern
Epidermis Oberhaut
Erythem Entzündliche Rötung der Haut
Erythrodermie Rötung der Haut am ganzen Körper
Exanthem Ausschlag auf der Haut mit typischem zeitlichen Ablauf

Glukokortikoide Hormone bzw. Hormonabkömmlinge, die u. a. Entzündungen unterdrücken. Sie wirken ähnlich wie das in der Nebennierenrinde gebildete Kortison.

HLA-System Individuelle Strukturen auf allen Körperzellen, die als Erbmerkmale gelten und zuerst auf weißen Blutkörperchen entdeckt wurden. Diese Strukturen können in anderen eiweißfremden Systemen Abwehrreaktionen hervorrufen.

Kapillaren Haargefäße, sehr feine Blutgefäße
Korium Bindegewebige Lederhaut
Kortison Hormon der Nebennierenrinde, das u. a. entzündungshemmend wirkt
Kutis Haut, die aus Oberhaut und Lederhaut besteht.

Lederhaut siehe Korium
Lepra Aussatz. Diese schwere und ansteckende Hautkrankheit wurde oft mit der Schuppenflechte verwechselt.
Leukoderm Umschriebene, fleckige Aufhellungen auf der Haut
Leukotriene Entzündungsstoffe in den Zellen, die aus Arachidonsäure gebildet werden.

Die Haut, lat. cutis, des Menschen baut sich aus drei Schichten auf:

* *Oberhaut (Epidermis), die aus mehreren Lagen von Zellen besteht, wird von der untersten Keimschicht (Basalzellschicht) gebildet.*
* *Lederhaut (Korium) ist mit der Oberhaut verzahnt. Hier befinden sich die Blut- und Lymphgefäße, die Nervenendigungen sowie Talg- und Schweißdrüsen.*
* *Unterhaut (Subkutis) nennt man die Schicht unter der Lederhaut. Sie besteht aus Fettgewebe und ist eine Art Polster zwischen Haut und den Muskeln.*

Glossar

Lupus erythematodes Krankheit, die zum rheumatischen Formenkreis gehört. Wird durch UV-B-Licht verschlimmert.

Lymphozyten Abwehrzellen, ursprünglich im Knochenmark gebildet. Sie sind im ganzen Organismus verteilt und gehören zum Immunsystem.

Melasma uterinum Fleckige, hartnäckige Hautverfärbungen, vor allem im Gesicht. Sie entstehen meist während der Schwangerschaft unter Einwirkung von Sonnenbestrahlung oder künstlich erzeugtem ultravioletten Licht.

Methoxypsoralen Photosensibilisator zur PUVA-Therapie, der auch in Pflanzen vorkommt.

Mikroabszess Mikroskopisch kleine Eiteransammlung in der Oberhaut

Neurodermits Ekzemerkrankung der Haut, chronisch und häufig mit starkem Juckreiz verbunden

Oberhaut siehe Epidermis

Pathogenese Entstehung und Entwicklung eines Krankheitsgeschehens

Photochemotherapie Lichtbehandlung nach vorheriger Einnahme eines Photosensibilisators

Photosensibilisator Substanz, die bestimmte Lichtwirkungen verstärkt oder erst ermöglicht

Phytotherapie Pflanzenheilkunde

Psoriasis (griech.: »psora« = Krätze) Schuppenflechte

Psoriatisches Leukoderm Heller Hautfleck, der sich nach Abheilung des Psoriasisherdes wieder normal pigmentiert

Pustula Pustel, Eiterpickel

PUVA Steht für Photochemotherapie und setzt sich aus (P) für Psoralen und (UVA) für Ultraviolett-A-Licht zusammen.

Bei einer Psoriasisbehandlung mit Photochemotherapie wird eine UV-A-Belichtung angewendet. Vorher muss man durch Gabe eines Photosensibilisators die Lichtreizschwelle der Haut senken.

Rehabilitation Wiedereingliederung eines Kranken in Familie, Beruf und Umgebung.
Remission Freisein von Krankheitszeichen, ohne dass der zugrunde liegende Krankheitsprozess ausgeschaltet ist.

Staphylokokken Unbewegliche kugelförmige Bakterien, die in kleinen Haufen (wie winzige Weintrauben) zusammenliegen und unterschiedliche Entzündungen hervorrufen können.
Streptokokken Bakterien, kettenartig angelagert und rundlich. Sie können in unterschiedlicher Weise an Haut, Schleimhäuten und anderen Organsystemen Entzündungen hervorrufen.
Syndets Zur Reinigung zu verwendende waschaktive Substanzen

T-Helferzellen Spezielle Lymphozyten, die von der Thymusdrüse (T) gesteuert werden oder wurden und die Immunreaktion verstärken

UV-A Ultraviolette Strahlung (Wellenlänge von 315–380 nm); PUVA-Therapie
UV-B Ultraviolette Strahlung (Wellenlänge 280–315 nm)
UV-C Ultraviolette Strahlung (Wellenlänge unter 280 nm). Die Ozonschicht hält es von der Erde zurück; UV-C-Licht kann aber künstlich erzeugt werden.
UV-Licht Ultraviolettes Licht, d.h. die Strahlung jenseits des violetten Lichts

Zellzyklus Lebenskreislauf einer Zelle von der Entstehung bis zum Untergang
Zytostatika Substanzen, die die Zellteilung verhindern, unterbrechen oder erheblich verzögern.

Die Thymusdrüse, innere Brustdrüse oder Bries, ist ein zweilappiges Organ, das hinter dem Brustbein liegt. Stark entwickelt – besonders in der Kindheit – bildet sich die Thymusdrüse im Alter zurück. Sie ist an immunologischen Vorgängen im menschlichen Organismus beteiligt.

Kontaktadressen

Deutschland

Der Deutsche Psoriasis-Bund in Hamburg ist eine Selbsthilfeorganisation für an Schuppenflechte Erkrankte in Deutschland. Hier bekommen Betroffene Rat und Hilfe: z. B. Vorschläge für eine Therapie oder Adressen anderer Erkrankter zum Erfahrungsaustausch. Dem Deutschen Psoriasis-Bund kann man beitreten.

Deutscher Psoriasis-Bund e.V. (DPB) Selbsthilfe bei Schuppenflechte
Geschäftsstelle, Oberalternallee 20a, 22081 Hamburg,
Tel. 0 40-22 33 99, Fax 0 40-2 27 09 86

Regionalkontakt

Aachen Helga Büsker, Tel. 0 24 61-5 37 79,
Ina Krantz, Tel. 0 24 61-34 53 56

Augsburg Wera Thumer, Tel. 08 21-57 68 89,
Erwin Bader, Tel. 08 21-59 60 30

Berlin Karin Hofmeister, Tel. 0 30-3 41 42 11,
Astrid Richter, Tel. 0 30-6 51 43 53

Bielefeld/Lippe/Ostwestfalen Horst W. Ostertag,
Tel. 05 21-20 02 10,
Torsten Baranovskis, Tel. 0 52 22-8 17 17,
Anja Suchla, Tel. 05 21-14 06 73,
Thomas Wiegand, Tel. 05 21-8 40 33,
Günter Bierbaum, Tel. 0 52 44-22 20

Bonn Brigitta Stahl, Tel. 02 28-47 48 86,
Brigitte Becker, Tel. 02 24-82 40 01,
Hans Bruns, Tel. 02 28-62 51 55

Düsseldorf Heinz Lühr, Tel. 02 11-7 02 12 17,
Silvia Raake, Tel. 02 11-43 16 23,
Martha Werner, Tel. 0 21 03-6 32 82

Regionalkontakte

Erfurt Thomas Pfister, Tel. 0361-734693

Göttingen Erika Schulze, Tel. 05506-7269

Hamburg Brigitte Kemper-Wagner, Tel. 040-203892,
Heike Uedelhoven, Tel. 040-6794885,
Michael Kröger, Tel. 040-497822

Hannover Jürgen Stelter, Tel. 0511-8437289,
Kurt Wert, Tel. 0511-329097

Jena Eckhard Bauer, Tel. 03641-822786

Köln Agi Berger, Tel. 0221-364669,
Dietmar Urban, Tel. 0221-664223

Lübeck Volker Mielenz, Tel. 0451-496791

München Hannelore Pahlow, Tel. 08091-4638

Nürnberg Karin Pfleger, Tel. 0911-483635,
Gunda Saam, Tel. 0911-497917,
Maria Marx, Tel. 09129-9834,
Gerhart Zinke, Tel. 09127-8482

Rems-Murr-Kreis Willy Fritz, Tel. 07191-53920

Saarland Homburg/St. Ingbert/Saarbrücken,
Margit Betz, Tel. 06894-8322

Stuttgart Ilse Harms, Tel. 0711-539516,
Walter Möck, Tel. 07072-7337,
Erika Vanzetta, Tel. 0711-7351867

Hilfe zur Selbsthilfe
Bei den nebenstehenden Kontaktadressen erhält man umfassende Informationen über alle Psoriasis betreffenden Fragen.

Kontaktadressen

Wuppertal Borghild Duregger, Tel. 02 02-76 15 78

Würzburg Karin Schäfer, Tel. 0 93 07-10 52,
Elisabeth Gabler, Tel. 09 31-9 70 16 95,
Ursula Möhlendick, Tel. 0 93 53-44 03

Klimatherapie – Nordsee

Allergie- und Hautklinik Norderney, Lippestr. 9–11,
  26548 Norderney, Tel. 0 49 32-80 50
Asklepios Nordseeklinik GmbH, Norderstr. 81,
  25980 Westerland/Sylt, Tel. 0 46 51-8 40,
  Fax 0 46 51-8 42 79
Rehabilitationsklinik »Borkum Riff«,
  Klinik für Innere Krankheiten und Dermatologie,
  Hindenburgstr. 126, 26757 Borkum,
  Tel. 0 49 22-30 20, Fax 0 49 22-30 26 29

Klimatherapie – Ostsee

Kinder-Rehazentrum Fehmarn, Postfach 1250,
  23764 Burg auf Fehmarn, Tel. 0 4371-89 33 20,
  Fax 0 4371-89 33 17
Median Kliniken, Zum Strand 1, 18209 Bad Doberan-
  Heiligendamm, Tel. 03 82 03-4 40, Fax 03 82 03-4 49 99
Ostsee-Klinik, Prof.-Dr.-Vogel-Str. 6, 18209 Heiligendamm,
  Tel./Fax 03 82 03-30 21

Klimatherapie – Hochgebirge

Klinik für Dermatologie und Allergie, Tobelmühlestr. 2,
  CH-7270 Davos Platz, Tel. (00 41)81-414 77 77,
  Fax (00 41)81-4 13 43 55
Cherryfields Clinic, Cherryfields House,
  Ballysimon Road, Limerick, Rep. of Ireland,
  Tel. (0 03 53)61 41-55 88

Nordseeluft heilt
Eine Untersuchung an 200 Psoriasispatienten, die mehrfach eine Klimatherapie an der Nordsee absolviert hatten, ergab, dass anschließend mehr als zwei Drittel sechs Monate bis drei Jahre keine Krankheitserscheinungen zeigten.

Internationale Kontakte

Zeitschriften

PSO aktuell – Der Ratgeber bei Schuppenflechte (vierteljährlich), K.i.M Gemeinnütziger Info-Service, Kommunikation in der Medizin GmbH, Postfach 43 08 63, Jakob-Klar-Str. 9, 80738 München, Tel. 0 82 72-48 85, Fax 0 82 72-48 10

PSO Magazin (sechsmal jährlich) – Verbandszeitschrift des Deutschen Psoriasis-Bundes e.V. (DPB) – Geschäftsstelle, Oberalternallee 20a, 22081 Hamburg, Tel. 0 40-22 33 99, Fax 0 40-2 27 09 86

Das PSO Magazin erscheint in zweimonatlicher Folge und informiert über alles, was mit Psoriasis zusammenhängt. Das Verbandsorgan des Deutschen Psoriasis-Bundes (DPB) wird an Mitglieder kostenlos übersandt und ist im Handel nicht erhältlich. Wer im DPB Mitglied werden möchte, wendet sich an die Geschäftsstelle in Hamburg.

International

International Federation of Psoriasis Associations, 6600 S.W. 92nd Ave., Suite 300, Portland, OR 97223-7195, USA, Tel. (001)503-244-7404, Fax (001)503-245-0626, E-mail 76135,274@compuserve.com, Internet http://www.psoriasis.org

Belgien Vlaamse Vereniging Psoriasis Patiënten, Beervelde Darp 39, B-9080 Lochristi, Tel. (00 32)2-452-67-16

Finnland The Finnish Psoriasis Association, Fredrikinkatu 27A, FIN-00120 Helsinki, Fax (003 58)0-60 84 47

Frankreich Association Pour La Lutte Contre Le Psoriasis, 1 allee du Stade, 95610 Eragny, Fax (00 33) 1-30-37-45 81

Großbritannien/Irland Psoriasis Association in Great Britain and Ireland, 7 Milton Street, Northampton, Northamptonshire NN2 7JG, UK

Italien Associazione Salute Nature, Via Bergognone 43, 20144 Milano, Fax (00 39)2-832-18 34

Kontaktadressen

Litauen Lithuanian Psoriasis Society, P. O. Box 2095, 3000 Kaunas

Luxemburg Letzebuerger Psoriasisbund, 14, rue Pierre Krier, L-4406 Belvaux, Tel. (00352)55 65 01 oder 59 24 41

Niederlande Nederlandse Bond van Psoriasis, Jansbuitensingel 32-1, 68 AE Arnhem, Fax (0031)4 20-5 52

Norwegen Norsk Psoriasisforbund, Grenesveien 86 B, 06 63 Oslo, Tel. (0047)22-72-28-10, Fax (0047)22-72-16-59

Österreich Psoriatiker-Verein Austria, Postfach 57, A-1024 Wien, Tel. (0043)1-3 32 40 03

Schweden Svenska Psoriasisforbundet, Rokerigatan 19, S-121 62 Johanneshov, Fax (0046)8-6 00 22 84

Schweiz Schweizerische Psoriasis-Vitiligo-Gesellschaft (SPVG), Postfach, CH-8048 Zürich, Tel./Fax (0041)30-2 44 66

Spanien ACCIO Psoriasi, Avgda. de Vallvidrera 73, 08017 Barcelona, Tel. (0034)93-2 80-46-22, Fax (0034)93-2 80-42-80

Weiterführende Literatur

Borelli, Siegfried/Engst, Reinhard: Schuppenflechte. Niedernhausen 1995/1996

Geiss, Heide Marie K.: Schuppenflechte. Ein Patientenratgeber. München 1994

Korting, Hans Christian: Dermatotherapie. Berlin 1995

Meffert, Hans: Schuppenflechte. Frankfurt/M. 1994

Müller, Johannes: Mit Psoriasis leben – Umgang und Linderung. Informationen und Ratschläge. München 1995

Plewig, Gerd/Korting, Hans Christian (Hrsg.): Fortschritte der praktischen Dermatologie und Venerologie 1994. Berlin 1995

Wormer, Eberhard J.: Die Heilkraft des Salzes. München 1996

Über dieses Buch

Der Autor des Buches
Dr. med. Eberhard Wormer, geboren 1951, studierte Germanistik, Geschichte, Sozialwissenschaften und Medizin. Er arbeitet seit Jahren als Medizin- und Wissenschaftsjournalist und veröffentlichte zahlreiche populärwissenschaftliche Ratgeber und Handbücher sowie medizinische Biographien. Dr. Wormer lebt und arbeitet in München.

Haftungsausschluss
Die Inhalte dieses Buches sind sorgfältig recherchiert und erarbeitet worden. Dennoch können weder Autoren noch Verlag für alle Angaben im Buch eine Haftung übernehmen.

Hinweis
Das Deutsche Medizinische Zentrum (DMZ) am Toten Meer wird als Rehabilitations- und Kurmaßnahme von den gesetzlichen Krankenkassen anerkannt. Informationen dazu: R & E Häckel GmbH, Nördliche Münchner Straße 31–33, D-82031 Grünwald/München, Tel.: 089/6 49 15.

Die Deutsche Bibliothek – CIP Einheitsaufnahme

Wormer, Eberhard
So lindern Sie wirksam Schuppenflechte; Alles über Ursachen und Therapie/Eberhard Wormer – Augsburg: Midena, 1997
ISBN 3-310-00431-7

Bildnachweis
Alexanderhausklinik: Klinik für Dermatologie und Allergie, Davos: 128; Foto Traudel Bühler, Augsburg: 131; Dermatologische Klinik und Poliklinik der Ludwig-Maximilians-Universität München: 11, 36, 41, 444; DMZ – R & E Häckel GmbH, Grünwald/München: 9, 129; Jens Korn, Augsburg: 2, 4, 63, 66, 79, 95, 97; MEV Verlag GmbH, Augsburg: 116 (Briece le Frère); Studio für Illustration und Fotografie Sascha Wuillemet, München: 4, 6, 7, 8, 10, 20, 28, 33, 48, 53, 59, 62, 67, 70, 82, 86, 90, 110, 113, 118, 121, 127.

Impressum
Es ist nicht gestattet, Abbildungen und Texte dieses Buchs zu digitalisieren, auf PCs oder CDs zu speichern oder auf PCs/Computern zu verändern oder einzeln oder zusammen mit anderen Bildvorlagen/Texten zu manipulieren, es sei denn mit schriftlicher Genehmigung des Verlages.

Midena Verlag, Augsburg
© 1997 Weltbild Verlag GmbH
Alle Rechte vorbehalten
2. Auflage 1998

Redaktion: Barbara Zander
Bildredaktion: Miriam Zöller
Umschlag Heinz Kraxenberger, München
Layout: Christine Paxmann, München
DTP-Produktion:
AVAK Publikationsdesign, München
Druck und Bindung:
Offizin Andersen Nexö, Grafischer Großbetrieb, Leipzig

Gedruckt auf chlorfrei gebleichtem Papier

Printed in Germany

ISBN 3-310-00431-7

Register

A
ACE-Hemmer 52
Acitretin 84
Akne 16, 18, 108
Akupressur 118, 123f.
Akupunktur 90, 120ff.
Alkohol 52
Aloe vera 56
Antiphlogistika 53, 89
Arachidonsäure 98
Arthritis 35
Atementspannung 109f.
Auspitz-Zeichen 27
Autogenes Training
Autoimmun-
  erkrankungen 47
Autosuggestion 114f.

B
Balneophototherapie 83, 129
Balneotherapie 129
Barber-Königsbeck 33
Basalzellen 19
Betablocker 53
Beugefalten 40f.
Beziehung 58f.
Biopsie 27, 64
Bläschen 26
Bleipflastersalbe 69
Blutiger Tau 27
Brom 103

C
Calcipotriol 75ff., 89
Ciclosporin A 88f.

D
Deformierender Typ 37
Depigmentierung 12
Depression 108
Dermatologie 30
Dithranol 70ff., 84, 126, 132
Drogen 125f.
Duftdrüsen 22f.

E
Eicosapentaenoid-
  säure (EPA) 97f.
Ekzem 10, 27, 30, 37, 104, 108, 123, 134
Elastin 21
Eliminationsdiät 94
Endorphine 122
Endständiger Typ 36
Entgiftung 92f.
Entspannung 109f.
Enzyme 100f., 124
Epidermis 19f., 24f., 27
Erbgang 45f.
Erkrankungswahr-
  scheinlichkeit 46
Ernährung 91ff.
Ernährungstherapien 91f.
Erythrodermie, pso-
  riatische 29, 34ff.

F
Familie 14
Fasergewebe 21
Fettige Haut 16
Fingernägel 12, 22, 24
Fischöl 48, 97f.
Fleck 26
Fumarsäure 99
Fußnägel 12, 22, 24

G
Gehörgänge 39
Gelenkbeteiligung 35ff.
Genitalregion 41f.
Gerüsteiweißstoffe 21
Gesicht 40
Gestalttherapie 117
Gewöhnliche Schup-
  penflechte 28ff.
Gewürze 93
Glukokortikoide 35, 43, 66, 71, 77ff., 87, 126
Goa-Pulver 126, 132
Gruppentherapie 117

H
Haare 22ff.
Haargebundene
  Schuppenflechte 31
Haarschaft 23
Haarwurzel 23
Haarzwiebel 23f.
Häutchen, letztes 26f.
Harnstoff 23, 68
Hausstaub 19
Haut 14ff., 22, 26
Haut, fettige 16
Haut, normale 15
Haut, trockene 16
Hautalterung 21
Hautbelastung 49f.
Hautanhangsorgane 22ff.
Hautdrüsen 22f.
Hautdurchblutung 26
Hauterkrankung 8
Hautfunktionsstörung 12
Hautkrebs 74
Hautlöcher 25
Hautpflegeprodukte 56
Hautschicht 19
Hautschwellung 26
Hauttypen 15ff.
Hautunreinheiten 16, 18
Hautverletzung 49
Hautzellen 19
Heilfasten 96
Heilkrise 120
Heliotherapie 129
Herz-Kreislauf-
  Erkrankungen 107
Hippokrates 11
HLA-Antigene 45
Hochgebirge 102
Homöopathie 90, 118ff.
Homöopathische
  Verdünnung 119
Hormone 24, 42, 133
Hornschicht 16, 19f.
Hypnose 115
Hypnotherapie 115
Hypophysenhormon 24

Register

I
Imagination 113
Immunsystem 20, 46f., 99, 134
Ingram-Methode 84

K
Kälterezeptoren 22
Kapillare 21, 25
Keltischer Kräutertrunk 125
Keratin 19
Keratinozyten 19
Kerzenwachszeichen 26
Kinder 60f.
Kleidung 50
Kleopatra 102, 107
Klimakur 128f.
Klimatherapie 100ff.
Koebner-Phänomen 49
Kognitive Therapie 117
Kollagen 21
Komplementärmedizin 90
Kopfhaut 12
Kopfschuppen 13
Korium 19, 21
Kortisontherapie 32
Kräuterbad 107
Kräutertrunk, keltischer 125
Krankheitszeichen 14
Kreuzbein 41
Krümelnägel 24, 38
Kur 9, 128ff.

L
Lacto-Vegetarier 97
Landkartenförmige Schuppenflechte 32
Langerhans-Zellen 20
Lanolin 56
Lederhaut 19, 21
Letztes Häutchen 26f.
Leukoderm, psoriatisches 27
Leukotrienen 48, 98
Leukozytose 34
Licht, ultraviolettes 15
Lichtschutz 20
Lichttherapie 79ff.
Lithium 53
Lotion 16
Lymphdrüsen 21
Lymphozyten 47

M
Magnesium 103f.
Mahonia-Salbe 126
Malaria 53
Meditation 111f.
Melanin 20, 24, 26
Meridiane 120f.
Merkel-Zellen 20
Methotrexat (MTX) 87f.
Milchprodukte 94f.
Milchsäure 23
Mischhaut 16
Mittel, rückfettende 16
Mitteltyp 16
Münzenförmige Schuppenflechte 31
Multivitamintabletten 99
Munro-Mikroabszesse 32
Musculus arrector pili 24

N
Nachtkerzenöl 98
Nachtkerzenöl-Fischöl-Studie 98
Nagelfalzschuppenflechte 38
Nahrungsergänzungsmittel 95, 97ff.
Nahrungsmittelallergien 94
Neurodermitis 60, 104f.
Nordsee 101
Normale Haut 15

O
Oberhaut 16, 19f., 24f., 27
Ölflecknägel 37f.
Ölkappe 68
Östrogen 24
Ostsee 101
Ovo-Lacto-Vegetarier 97

P
Papel 26
Papille 21, 24
Pflanzenheilkunde 90
Pflanzenstoffe 124
pH-Wert 23
Photochemotherapie 80
Phototherapie 79ff.
Phytotherapie 118, 124ff.
Pigmentflecken 43
Pigmentierung 24, 26
Plaques 28
Plattenepithel 19
Polyarthritis-Typ 37
Positivstrategien 58f.
Positive Verstärkung 114f.
Primäreffloreszenzen 26
Psoriasis 8ff., 26ff.
Psoriasis annularis 32
Psoriasis arthropathica 13, 29, 36
Psoriasis exsudativa 30
Psoriasis follicularis 31
Psoriasis geographica 32
Psoriasis guttata 31
Psoriasis gyrata 32
Psoriasis inversa 41, 51
Psoriasis nummularis 31
Psoriasis punctata 31
Psoriasis pustulosa 13, 29, 32ff., 51
Psoriasis pustulosa generalista 34
Psoriasis pustulosa palmaris et plantaris 33, 51
Psoriasis vulgaris 12, 28ff., 32
Psoriasishautzelle 25ff.
Psoriasistherapien 89
Psoriatische Erythrodermie 29
Psoriatisches Leukoderm 27
Psychodrama 117
Psychotherapie 116f.
Pubertät 16, 23

143

Register

Pustel 26
Pustelförmige Schuppenflechte 32ff.
PUVA-Nebenwirkungen 85f.
PUVA-Spätfolgen 86
PUVA-Therapie 80, 84ff., 89, 134

Q
Quaddel 26

R
Rachenmandelentzündung 50
Rebound 78, 87
Reflextherapie 118, 127
Rehabilitation 128, 130f.
Reizfaktoren 49ff.
Remission 30
Retinoide 43, 84
Ringförmige Schuppenflechte 32
Rohkost 96
Rothäutigkeit 34ff
Rückfettende Mittel 16

S
Salizylsäure 43, 50, 56, 66, 68ff.
Salz 23, 69, 83
Säureschutz 15, 23
Schieferöle 75
Schroth-Kur 96
Schuppenflechte 8, 10ff., 16, 24ff.
Schuppenflechte am Kopf 39f.
Schuppenflechte bei Kindern 60f.
Schuppenflechte, gewöhnliche 28ff.
Schuppenflechte, haargebunden 31
Schuppenflechte, landkartenförmig 32
Schuppenflechte, münzenförmig 31
Schuppenflechte, pustelförmig 32ff.
Schuppenflechte, ringförmig 32
Schuppenflechte, tropfenförmig 31
Schuppenflechtenarthritis 37
Schwangerschaft 42f., 84, 88
Schwefel 69, 73
Schweißdrüsen 15, 21ff.
Seborrhoischer Typ 16
Sebostatischer Typ 16
Sebum 21
Selbstwertgefühl 109, 116
Simileprinzip 119
Solar plexus 127
Sole 83
Sonnenbad 20f.
Sonnenbrand 80f., 86, 103
Sonnengeflecht 127
Splitterblutungen 37
Streptokokkeninfektion 50
Stress 13, 51f., 55f., 108f.
Stufenschema 78
Subkutis 19
Systematische Therapie 87ff.

T
T-Helfer-Zellen 47
Tai Chi 112f.
Talgdrüsen 15, 21ff.
Tau, blutiger 27
Tee 124ff.
Teere 73f., 84
Temperaturregelung 15
Textilien 58
Thalassotherapie 129
Therapie, kognitive 117
Therapie, systematische 87ff.
Therapieformen 62ff.
Tioxolon 73
Totes Meer 9, 56, 69, 79, 83, 101ff.
Transaktionsanalyse 117
Triggerfaktoren 49ff.
Training, autogenes 112
Trockene Haut 16
Tropfenförmige Schuppenflechte 31
Tüpfelnägel 24, 37f.
Typ, deformierender 37
Typ, endständiger 36
Typ, seborrhoischer 16
Typ, sebostatischer 16

U
Ultraviolettes Licht 15
Umstimmung 95ff.
Umweltschadstoffe 21
Unterhaut 19
Ursachen 44ff.
Urin 68
UV-Licht 79ff.
UV-Strahlung 54

V
Vegetarismus 97
Verdauung 92f.
Verdünnung, homöopathische 119
Vererbung 44ff.
Verhaltenstherapie 117
Verlaufsformen 29ff.
Verstärkung, positive 114f.
Virusinfektion 51
Visualisierung 113f.
Vitamin-D_3-Derivate 75ff., 89
Vitamine 97, 100, 124

W
Wärmerezeptoren 22

Y
Yin und Yang 120
Yoga 112f.

Z
Zellproduktion 12
Zelltypen 20
Zink 99
Zivilisationskrankheit 10
Zumbusch, von 34